JN219413

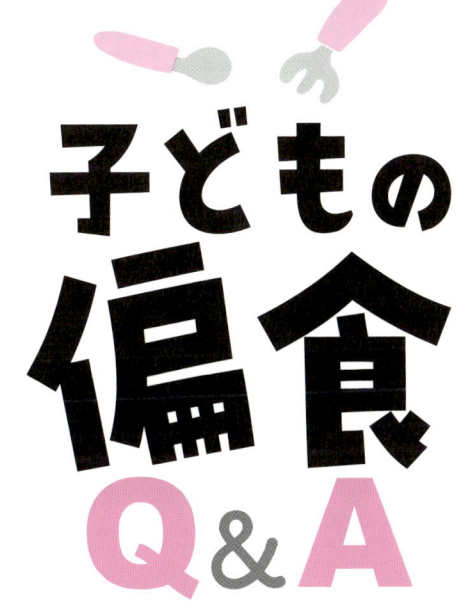

子どもの偏食 Q&A

― あるある悩みにどう答える ―

大山牧子

地方独立行政法人神奈川県立病院機構
神奈川県立こども医療センター偏食外来

中外医学社

序文

　筆者は、2015 年から小児摂食障害を対象とした「偏食外来」を立ち上げ、これまで 800 人以上の子どもの飲んだり食べたりすることに悩む親の支援をしてきました。そして、食べない子どものことに悩む親が思っていた以上に多いこと、適切な相談先がなく困っていることを知りました。そこで、2023 年に、私が学んだことと実際の外来診療での経験をもとに「子どもの偏食外来」という単行本にしました。対象は、外来診療の最前線にいる小児科医、保育士、栄養士、看護師、歯科医師、言語聴覚士などです。幸い多くの医療者・保育関係者に手に取っていただけ、さらに外来やオンラインの偏食相談でも私の本を読んでくださった保護者も出てきました。ところが、読んで理解したから実行して効果が上がったという方もいる反面、理屈はわかるけれどなかなか実行できない親も多いこともわかりました。中には、ここにはこう書いてあるが自分の患者、自分の子どもの場合、何か特別な方策をしなくてはいけないのでは？と思っている方もいます。そんな折に、中外医学社の桂さんから、一問一答形式の書籍はどうかという提案をいただいたのが、本書制作のきっかけです。

　本書の対象は、第一線で活躍されている医師、医療職、保育関係者などの方です。小児科以外の専門家にも手に取っていただけるよう、親御さんからだけでなく、孫を持つ祖父母からの偏食についての何気ない相談にも乗れるよう、リアルな応答例を挙げ、背景・解説、資料・参照先を載せました。分単位の外来診療や相談の合間に、短い休憩時間にでも、さっと調べられるよう、それぞれのお悩みは基本的に月齢・年齢順に並べました。また、巻末には相談内容別索引および事項索引を設けました。相談を受けた言葉・内容から該当ページにアクセスできるようにしています。相談者に該当ページをお見せすることも想定しています。ご活用いただければ幸いです。

　　2024 年 10 月

大 山 牧 子

本書の使い方

- 目次の「子どもの年齢」「相談内容」から、お探しの情報をご覧ください。なお、子どもの年齢は定型発達の場合ですので、目の前の子どもの発達段階にあった年齢の該当箇所をご覧ください（次ページの「用語解説」参照）。

- 相談内容を「医学」「心理社会」「栄養」「食行動」「養育者」「摂食技能」「感覚」「きょうだい」の8つにジャンル分けをしていますので、ご興味のある項目を探し出すことができます。

- 「相談内容別の索引」では関連項目をまとめました（例：「ばっかり食べに関する相談」「手づかみ食べに関する相談」「椅子に座らないことでの相談」など）。実際の相談内容に即した項目を探すことができます。

- 本文中の ▶▶Q○参照 から相談内容に関連した他項目を参照することができます。

- 参考資料にも掲載をしています、大山牧子著「子どもの偏食外来」（診断と治療社、2023）および、「偏食外来パンフレット」（神奈川県小児保健協会、https://kanagawa-syounihokenkyoukai.jp/pamphlet/）も参照のうえ、ご活用ください。

本書で使う用語の解説

▶ 月齢・年齢

- 暦上の月齢・年齢ではなく、子どもの発達段階に該当する年齢とお考えください。

  例：

  - 暦年では1歳半だけれども、まだつかまり立ちの段階で、名前に反応がない、まだモノマネはしない場合は、9か月から10か月くらいと考えます。
  - 暦年2歳半だけれども、やっと小走りし始め、単語が数個出てきた場合は、1歳3か月から1歳6か月くらいと考えます。

▶ 品数（メニュー数、品目）

- 何品食べているかをカウントする場合、食材別ではなく、具体的な調理名、料理名をさします。

  例：

  - 豚肉：豚肉の生姜焼き、豚コマとキャベツ炒めの甘醤油味など。
  - ひき肉料理：ハンバーグトマト煮込み、自宅で作ったハンバーグそのまま、肉団子バーベキュー味、鍋物の肉団子など。
  - 鶏肉料理：鶏ひき肉そぼろ、チキンナゲット、チキン唐揚げ、鳥手羽元の甘醤油煮、焼き鳥塩味、焼き鳥甘辛味など。
  - ごはん：白いご飯、白にぎり、チャーハン、混ぜご飯（シラス、鮭、ひじきなど中身によって別）、焼きおにぎりなど。
  - 麺類：うどん、ラーメン、そうめん、焼きそば麺、スパゲティ、マカロニなど多数あります。ピザ皮、ナンなども別カウントです。
  - ジャガイモ：フライドポテト、アンパンマンポテト、マッシュポテトなど。
  - パン：食パンの白い部分、食パンの耳、スティックパン、ロールパン、デニッシュ、クロワッサン、菓子パン（○○味）、○○サンドイッチ、フレンチトーストなど。
  - 既製品の場合：同じヨーグルトでも商品名で一つずつ別カウント。同じハンバーグでも、商品名別に。
  - フライドポテト：チェーン店のものはチェーン店名別、冷凍食品の場合はカットサイズ別、皮の有無で。
  - 餃子：○○の冷凍餃子、○○店の○餃子など。

▶ 知らんぷり作戦

- 行動療法としての「してほしくない行動には注目しない」の具体的な方法です。
- 危険な行動に対しては直ちに体を張って阻止しますが、子どもが食べない、投げる、遊び食べ、離席する、立ち歩く、だらだら食べなどをした時には「知らんぷり」をします。
- 「ダメよ」「投げないで」「食べ物で遊んではいけません」「そっち行ったらダメ」「いい加減にしなさい」などついつい言ってしまいがちですが、これらは、してほしくない行動に親が注目してしまうことになり、子どもは注目されたと勘違いしてその行動を続けることにつながります。
- 言葉で言わなくても、眉をひそめたり、しかめ面を見せることも注目になりますので、顔を背け表情を作らないことが効果的です。

▶ お片付け作戦

- 5分前に終了予告：「もうすぐパパたち食べ終わるよ」、離席していれば、本人のところに行って目を見ながら宣言します。
- 終了宣言：「さあ、一緒に片付けよう」。
- 片付けは家族全員がします。本人が遊びに行っていても戻ってくるよう誘います。無理強いはしません。
- 大人は子どもも参加したくなるよう、ゲーム感覚で片付けます。
  - 子どもも、自分のお皿やボウルの残り物をポイポイボウル（後出）などに入れたり、お皿をキッチンへ運んだり、お皿を拭いたりします。
  - 子どもは、気が向いたら、ボウルから取って口にすることがあります（これが狙い！）。
- 座り直しはナシ、大人は「急げ、急げ」と言いながら、時間調整してつまみ食いする時間を与えます。
- 全部運び終えたら、みんなで食卓を「キュキュ」と拭きます。
- 「あーきれいになった、ごちそうさま」（次の食事まで食べ物は出ないことを見える化）。
- 洗面所で手を洗います。

▶ ポイポイボウル

- 自分で口に入れたけれど、「噛みきれない」「思った味じゃなかった」時に口から出してもよい容器。カンカンと入れると音が出る金属製が楽しい。

▶ プライベートゾーン

- 身体の中で知覚神経が密集している場所で、口腔内や手先や手のひらが該当します。これらの場所に不快な刺激が続くと、どんな外的刺激に対しても不快と感じるようになることがあります。
- 例として、出生時に鼻口腔内吸引をされることや、救命のための処置である気管挿管などもトラウマになりうることがわかっています。
- 同様に、何度も子どもの口を拭くことも子どもにとって嫌な体験になることがあります。必要な場合は、「本人の許可を取って」から拭きましょう。そしてできれば、拭きたい時に自分で拭くように支援しましょう（→ループ付き手拭きタオル参照）。

▶ ループ付き手拭きタオル

- あらかじめフェイスタオルにループをつけ、子ども椅子にヘアゴムなどで結わえておきましょう。
- 手を擦り合わせたり、ヒラヒラさせたりしたら、「おてて拭いてほしい？」と聞いて、お子さんが頷いたり、そうだという表情をしたら、用意したタオルで拭きます。
- また、拭いてほしそうにしたら、「タオルさんあるね」と言いながら拭きます。
- 何回かお手伝いしていると、気になったら自分からタオルで拭くようになることが多いです。

▶ 別盛り

- 複数の具材をまとめて調理することが多いですが、盛り付ける時に、食材別に皿などに置くことを別盛りと呼びます。
- 具入りの汁物の場合は、子どもが持ちやすいお椀やコップに汁だけ入れ、具はお皿に具材別に置きます。

▶ 食卓における親子の役割分担

- 大人の役割は、いつ（1日の中での食事のタイミングと1食にかける時間）、どこで（食事の場所、家族と一緒の食卓）、なにを（食事のメニュー）を決めて実行することです。

- 子どもの役割は、「食べる・食べない」「食べる量」を決めることです。
- 大人は、大人の役割をしている限り、子どもは自ら必要なものを選び必要な量を食べるようになると信じます。
- 食卓での悩み葛藤は、親子がそれぞれの役割を越境してしまうからです。自分の役割を果たしていれば、よしとし、要求に負けたり、折れたりせず、ユーモアを持って、肯定文で対応します。

▶ 偏食

- 養育者から見て、子どもが、「食べる品数が少ない」「少食」「ばっかり食べ」「食行動の問題」などを持っている状態を指します。
- 栄養面でも社会面でも問題のない単なる好き嫌い（picky eater）から、医学面、栄養面、摂食技能面、心理社会面での課題を持つもの（problem eater）まで含まれます。

▶ 好き嫌い

- 食べたり食べなかったりがあるものの、成長や栄養に課題がない状態です。
- 経験的に、自我が出てくる1歳過ぎから2歳頃に多く、子どもの発達とともに改善することが多いです。摂取品目は20を下りません。

▶ 小児摂食障害

- 2019年Godayらが中心となり多職種の専門家が作成し、ICD-11に掲載された定義は以下のとおりです。
  - 年齢にそぐわない経口摂取障害が2週間以上続き、少なくとも以下の1つ異常を伴うもの
  - 医学面での機能不全：食事の際、心臓・肺の不具合が起こる/誤嚥の既往
  - 栄養面での機能不全：栄養失調/微量元素欠乏/栄養を維持するために経管栄養または栄養剤が必要
  - 摂食技能面での機能不全：
    ・ミルクや食べ物の食感を変える必要がある（とろみなど）
    ・食事姿勢の変更を要する
    ・食べさせるために気をそらすなどの作戦を要する

- 心理社会面での機能不全：
  - ・子どもが食べることを避ける
  - ・親が食べさせるために不適切な対処をしている
  - ・食事の場でのやり取りの欠如
  - ・食事の場での親子関係の分断
- 上記の結果、WHO の提唱する身体構造・機能障害、活動障害、生活状況における問題をきたしたもの

目 次

Q1 偏食は遺伝するのでしょうか？　17
3か月　医学

Q2 ミルクを集中して飲みません　18
3か月　医学　栄養

Q3 ちょこちょこ飲みで、眠い時しかしっかり飲みません　19
3か月　医学　栄養

Q4 上の子どもが偏食だと、下の子どもも偏食になりますか？　20
4か月　心理社会　きょうだい

Q5 指しゃぶりが好きで、授乳時間が来ても泣きません　22
4か月　医学　心理社会

Q6 スプーンを嫌がる、のけぞる、戻してくる　23
6か月　摂食技能

Q7 スプーンでの与え方は？　24
7か月　摂食技能

Q8 粒のあるものをスプーンで与えようとすると嫌がります　25
8か月　摂食技能

Q9 粒のあるものをスプーンで与えようとするとオエっとします　27
8か月　摂食技能

Q10 口から出す、食べ物を吐く、食べ物でえずく　29
8か月　摂食技能

Q11 食べ物でむせます　30
8か月　摂食技能

Q12 手づかみで食べさせると、噛まずに丸飲みします　31
8か月　医学　摂食技能

Q13 手づかみ食べをさせると、周囲を汚します　33
9か月　食行動

Q14 手づかみ食べをさせると、食べずに投げます　34
9か月　食行動

Q15 食べムラがあります　35
10か月　栄養

Q16 母乳しか飲みません　　　　　　　　　　　　　　36
1歳　栄養

Q17 離乳食が進みません　　　　　　　　　　　　　　38
1歳　栄養

Q18 食べさせるのに時間がかかります　　　　　　　　40
1歳　食行動

Q19 食べ物で遊びます　　　　　　　　　　　　　　　42
1歳　食行動

Q20 床にこぼれた食べ物を拾って口に入れます　　　　43
1歳　食行動

Q21 手づかみ食べをしません、自分から食べようとしません　44
1歳　摂食技能　感覚

Q22 手につく食べ物は持ちたがらず、手が汚れると嫌がります　45
1歳　感覚

Q23 手に食べ物がつくと落ち着かなくなります　　　　46
1歳　感覚

Q24 食べ物をいきなり投げます　　　　　　　　　　　47
1歳　食行動

Q25 食べ物をぐちゃぐちゃにして投げます　　　　　　49
1歳　食行動

Q26 食べ物を親の口に入れてきます　　　　　　　　　50
1歳　食行動

Q27 スプーンやフォークでトントンし、トレイやお皿をひっくり返します　52
1歳　食行動

Q28 椅子から立ち上がり、食卓に登ってきます　　　　53
1歳　食行動

Q29 椅子に座らせようとすると泣き、椅子を見ただけで嫌がるように　54
1歳　食行動

Q30 栄養が不足していないか心配です　　　　　　　　55
1歳　栄養

Q31 哺乳瓶のミルクしか飲まず、食べません　　56
[1歳5か月] [栄養] [心理社会]

Q32 レトルトものしか食べません　　58
[1歳5か月] [摂食技能]

Q33 汚さずに食べさせる方法は？　　59
[1歳5か月] [食行動]

Q34 食べさせると口周りが赤くなるのが心配、自分で食べるともっと汚すのでさせられません　　60
[1歳] [医学]

Q35 汁物の汁しか飲みません　　62
[1歳] [摂食技能] [感覚]

Q36 小さくしないと食べません　　63
[1〜2歳] [摂食技能] [感覚]

Q37 食べたものを吐きます　　65
[1〜2歳] [摂食技能]

Q38 体重が増えません　　66
[1歳9か月] [栄養]

Q39 食べられる品数が少なく、保育所でも食べない、飲まない　　68
[1歳8か月] [栄養] [心理社会]

Q40 気分によって食べたり食べなかったりします　　69
[1歳6か月] [心理社会]

Q41 白いものしか食べない、かじらない　　71
[1歳6か月] [感覚] [摂食技能]

Q42 自分のお皿にあるのに、大人のお皿の同じものを欲しがります　　72
[1歳] [食行動]

Q43 食べ物を一口かじっては、大人のお皿のものを取ってかじります　　73
[1歳] [食行動]

Q44 大皿盛り・個別盛りどっちが正解？　　74
[1歳] [食行動]

Q45 遊び食べがひどい　　75
[1〜2歳] [食行動]

Q46 大人の食べているものばかり欲しがります　　　　77
1〜2歳　食行動　栄養

Q47 大人のスプーン、フォーク、お箸、コップを使いたがります　　78
1〜2歳　食行動

Q48 大人用の椅子に座りたがります　　　　79
1〜2歳　食行動

Q49 立ち歩くので追いかけて食べさせています　　　　80
1歳　食行動

Q50 食卓に座っていられません　　　　81
1〜3歳　食行動

Q51 白いものしか食べません　　　　82
2〜3歳　感覚　摂食技能

Q52 ご飯を食べてくれません　　　　83
1歳9か月　感覚　心理社会

Q53 食べたことのない食べ物を見ただけで嫌がります　　　　85
2歳　感覚

Q54 特定の銘柄のものしか食べません　　　　86
2歳　感覚

Q55 アンパンマンカレーしか食べません　　　　87
2歳　感覚

Q56 アンパンマンのスティックパンしか食べません　　　　88
2歳　感覚

Q57 納豆ご飯しか食べません　　　　90
2歳　栄養　摂食技能

Q58 ラーメンやうどんの麺だけ食べ、汁や具は食べません　　　　91
2歳　感覚

Q59 焼きそばは麺だけ食べ、肉じゃがや肉野菜炒めを食べません　　　　92
2歳　感覚

Q60 カリカリのもの、揚げ物を好み、野菜や果物は食べません　　　　93
2歳　感覚　栄養

Q61 保育所では食べているものでも、自宅では食べてくれません　94
（2歳）（心理社会）

Q62 手作り団子やグミを食べません　95
（2歳）（感覚）

Q63 野菜を食べません、特に葉物野菜は全く食べません　96
（2歳）（感覚）（栄養）

Q64 よく噛まず、食べすぎます　97
（2歳）（摂食技能）（栄養）

Q65 ドロドロのものしか食べられず、硬いものを食べられません　98
（3歳）（摂食技能）

Q66 哺乳瓶のミルクしか飲まず、食べません　99
（3歳）（摂食技能）（栄養）（心理社会）

Q67 食べられるものが1つしかありません　101
（3〜5歳）（栄養）（摂食技能）（心理社会）

Q68 3歳過ぎから急に野菜を食べなくなりました　102
（3歳6か月）（栄養）

Q69 以前は座っていたのに最近座らなくなりました　104
（3歳）（食行動）

Q70 食事中うんちをしたがり、食事が中断してしまいます　106
（2〜6歳）（食行動）

Q71 朝ごはんをなかなか食べません　107
（1〜6歳）（食行動）（心理社会）

Q72 夕ご飯の前に眠ってしまいます　108
（1〜4歳）（心理社会）

Q73 保育所の帰りにお腹が空いたというのでスナックを与えてしまいます　109
（1〜6歳）（心理社会）

Q74 夜中に目覚めて食べたがります　110
（3歳）（心理社会）

Q75 お菓子ばっかり食べて食事を食べません　111
（2〜3歳）（心理社会）

Q76 好きなメニューの時は座るが、嫌いなものだと座りません　112
2歳　食行動

Q77 少食で食べることに興味がありません　113
3歳　栄養

Q78 ながら食べの癖があります　114
4歳　心理社会

Q79 保育所では食べるのに家では好き嫌い　115
4歳　栄養

Q80 保育所が変わってから食べません　116
1〜6歳　心理社会

Q81 引っ越してから食べません　117
1〜6歳　心理社会

Q82 外食では食べません　118
3歳　感覚　心理社会

Q83 食べ物のにおいが気になって食べません　119
3歳　感覚

Q84 食べる時、食器の置く場所にこだわり、決まった椅子の定位置でないと食べません　120
3歳　感覚

Q85 食べる時は上着を脱ぎたがります　121
3歳　感覚

Q86 嫌いなものをお茶で流し込みます　122
5歳　栄養　摂食技能　心理社会

Q87 牛乳を飲みすぎると言われました　124
3歳　栄養　感覚　心理社会

Q88 硬いものが食べられず、野菜は人参しか食べません　125
5歳　摂食技能　感覚　心理社会

Q89 野菜を食べないので野菜ジュースを与えていますが…　127
5〜6歳　栄養　感覚　心理社会

Q90 風邪をひいてから食べなくなりました　128
1〜4歳　医学　心理社会

Q91 食べることに興味がありません　129
（5歳）感覚　心理社会

Q92 嫌いなものは親の目を盗んで捨てます　130
（6歳）心理社会

Q93 親が食べる時間がありません　131
（1歳）養育者　心理社会

Q94 食べない子どもに手がかかり、自分が食べる時間がありません　132
（1〜5歳）養育者　心理社会

Q95 親は食事時間が来るのが怖い　133
（2歳）養育者

Q96 親の調理の仕方が悪いのでしょうか？　134
（3歳）養育者

Q97 上の子どもが偏食で、下の子どもも偏食になったら困ります　135
（3歳）養育者　きょうだい

Q98 きょうだいそろって偏食です　137
（3〜5歳）養育者　きょうだい

Q99 食べない子どもに手がかかり、きょうだいのことを見れません　138
（5歳）養育者　きょうだい

Q100 行事食が心配です　139
（6歳）養育者　感覚　摂食技能

Q101 遠足に持っていく荷物が大変です　140
（4歳）養育者　感覚　摂食技能

Q102 小学校の給食が心配です　142
（6歳）養育者　感覚　摂食技能　心理社会

Q103 偏食と好き嫌いの違いは？　144
（1〜6歳）養育者　医学

Q104 偏食で困ったらどこに相談するの？　145
（〜4歳）養育者

事項索引…146／相談内容別索引…149

医学
3か月

偏食は遺伝するのでしょうか？

▶▶▶ **偏食は遺伝しません**

質問 この度初孫が生まれました。まだ3か月と離乳食の時期ではないのですが、自分の娘（子の母親で、大人になった今でも好き嫌いが多い）がかなりの偏食であったため、孫にも「遺伝」しないかと心配しています。

回答 お孫さんが元気に生まれてひと安心ですね。そろそろ離乳食開始を迎え、娘さんが偏食だったので、お孫さんに偏食が出ないか心配なのですね。ご安心ください。偏食は遺伝しません。偏食（小児摂食障害）のリスク因子としては、低体重、先天異常、神経発達症、食物アレルギーなどがありますが、これらのリスク因子を持っていても直ちに偏食になるわけではありません。偏食のリスク因子には、医学面以外の要因が複数関わっているからです。娘さんは大人になった現在、好き嫌いはあるもののご自分でバランスを考えて食事されていることでしょう。「家族がバランスよく食べたいものを食べる食卓」にお孫さんが参加し、「強制されない環境」にすることで、「お孫さんは自ら必要なものを選び取り食べるようになる」ことがわかっています。

POINT 🍴 過度に心配せず、強制されない環境を心がけることが大事

参考資料 1. 大山牧子. 子どもの偏食外来. 診断と治療社；2023. p.34, 55.
2. 神奈川県小児保健協会. 偏食外来パンフレット. 心の準備編.

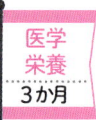

医学
栄養
3か月

ミルクを集中して飲みません

▶▶▶ **気が散って飲めないのかも**

質問 この1〜2週間ミルクを嫌がり飲んでくれず、ミルクの規定量を大きく下回っています。成長曲線に少し届いておらず、医師から「できるだけミルクを飲まして」と指示されていますが、ぐずって飲んでくれないし、ミルクを飲ませるのに何時間もかかってしまい、悩んでいます。

回答 生後2〜3か月になると、哺乳反射で飲む「反射飲み」の時期から、飲みたいと意思が出てくる「随意飲み」の時期になります。無理にミルクを増やしても飲んでくれないでしょう。哺乳瓶の場合、目盛りがあるので規定量を与えたくなってしまいます。

対策① 母乳の場合も人工乳の場合も、赤ちゃんが「もういい」となったら、無理強いしません。飲む回数や時間も赤ちゃんが決めます。

対策② 飲みムラが出てきたら、静かな薄暗い部屋で、赤ちゃんをくるんで飲ませる、うとうとし始めた時に飲ませるなどの工夫をしてみてもいいでしょう。

対策③ 長期間続くことはなく、だんだん飲むようになることが多いです。

POINT 🍴 反射飲みから随意飲みに変わる時期。飲む環境などを工夫しよう

参考資料 1. 大山牧子. 子どもの偏食外来. 診断と治療社；2023. p.8.

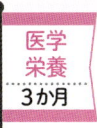

医学
栄養
3か月

ちょこちょこ飲みで、
眠い時しかしっかり飲みません

▶▶▶ **周囲が気になりやすいタイプかも**

質問 0か月の時から眠りが浅く、起きている間はちょこちょこ飲みで、眠い時だけしっかり飲む子どもです。体重も成長曲線にはのっていますが、やせ気味です。あやし笑いもあり、首もしっかりしてきました。

回答 もともとちょこちょこ飲みで、まとまって眠ってくれないので、このままでいいのか心配なのですね。成長曲線には沿っていて発達も良さそうですね。生まれつき睡眠時間が細切れで、起きている間は母乳やミルクを真面目に飲まないように見える赤ちゃんがいます。このような赤ちゃんは覚醒時には交感神経優位でいろいろなことに気が散ってしまうので、飲むことに集中できないと言われています。

対策① できるだけ副交感神経優位にする：授乳時は、スマホなどをオフにして、昼間でも暗い静かな部屋で、おくるみなどで抱っこしながら授乳するようにすると、副交感神経優位になり飲むモードになると言われています。

対策② 無理矢理1回の規定量を与えることはない：ミルクは目盛りがあるので1回の規定量を与えたくなってしまいます。赤ちゃんがもういいとなったら、無理強いしません。回数も赤ちゃんが決めます。3か月はもう随意飲みの時期です。無理にミルクを増やす時期ではありません。

対策③ 家族の食事時間に機嫌よく起きていれば、赤ちゃんに家族の食事の様子を見せましょう。

対策④ 赤ちゃんが自分の手で支えて座れるようになったら、ハイチェアに座らせます。興味を持って手が出るようなら、補完食を始めましょう。

POINT 🍴 眠そうな時に、落ち着ける環境で与える

参考資料 1. 大山牧子. 子どもの偏食外来. 診断と治療社；2023. p.28.

心理社会
きょうだい
4か月

上の子どもが偏食だと、下の子どもも偏食になりますか？

▶▶▶ どちらとも言えない

質問 上の子（2歳6か月）の偏食がひどく、今後、下の子（4か月）も偏食にならないかと不安です。対策などあれば教えてほしいです。

回答 きょうだいで偏食になるのでは？と心配なのですね。ご安心ください。偏食を持つ子どものきょうだいが偏食になりやすいとは言われていません。「どちらとも言えない」とお答えした理由は、偏食の要因がご家庭の養育方針のためだった場合には偏食になるかもしれないからです。下のお子さんに対して以下のような予防的な対策をしていただくと、上のお子さんも偏食が良くなるかもしれません。

対策① 親がバランスよく好きで食べているものは、ほどよく何度も食卓に並びます。

対策② すると、子どもたちは食卓でリラックスし、モンスターに見えたけど大丈夫かなと興味を持ち始めるかもしれません。

対策③ お子さんが興味を持った食べ物を、すぐに口に運ぶことはありません。もったいぶってケチくさく本人の前に置きます。食べるかどうか見張らないでくださいね。見張らないほうがお子さんはリラックスします。

対策④ 子どもは自分の意思で食べ物を見て、触り、遊ぶことで友達になると、知らない間に口にすることが多いです。

対策⑤ 親やきょうだいが面白そうに食べていると、下の子どもも興味を持ち始めるかもしれません。

対策⑥ きょうだいのうちの一人が「してほしい行動」をし始めたら、直ちにその行動をナレーションしてみましょう。すると、もう一人が注目されたくて食べ始めるかもしれません。例：兄が人参を口にした、「おやおや、人参さんが〇〇にいちゃんのお口に入ったね」。すると妹も真似をして人参をかじるかもしれません。

▶▶ Q97、Q98 参照

JCOPY 498-14596

背景・解説　きょうだいがいると、親は、食べない子どもに注目し、お世話をしがちです。すると食べない子どもはストレスを感じて食べたくなくなったり、お世話されて当たり前に感じたりして、いつまでも自分で食べるようにならないなどの課題が出てきがちです。また、もう一人のきょうだいは、つまらなく感じたり、寂しい思いをしたりしているかもしれません。偏食のあるなしに関わらず、食卓では、してほしい行動を子どもがしたらすぐ、いいねサインを出し（うなずく、〇〇してるねなど）、してほしくない行動には「知らんぷり」をすることで、子どもはどうすれば親に注目してもらえるか、それぞれ学習するようになり、いい方向で競い合うようになります（知らんぷり作戦→ p.6）。試してみてください。

> **POINT** きょうだいどちらにも「してほしい行動」には注目し、「してほしくない行動」には知らんぷりを

参考資料 1. 大山牧子. 子どもの偏食外来. 診断と治療社；2023. p.55-9.
2. 神奈川県小児保健協会. 偏食外来パンフレット. 心の準備編 / はじめの一歩編 / ステップアップ編 / チャレンジ編.

指しゃぶりが好きで、
授乳時間が来ても泣きません

医学
心理社会
4か月

▶▶▶ 腹八分目で満足しているかも

質問 子どもは3人目です。4か月健診で、「少しやせ気味だからもっと飲ませたら」と言われました。上の2人は母乳だけで元気に育ったので、この子も泣かないけれど足りていると思っていました。上の子どもたちで私が忙しくしている中、機嫌よく指しゃぶりしてくれているので、つい授乳が後回しになっていたかもしれません。泣かないので飲ませるタイミングがつかみにくいこともあります。

回答 母乳で十分足りていると思っていたのに、やせ気味で足すように言われ、戸惑っておられるのですね。お腹が空くと泣いて知らせるなど積極的に訴えてくる子どもばかりではなく、機嫌よくニコニコと指しゃぶりでごまかす子どももいます。同じ授乳回数でも、1回に飲む量が多く1日4〜5回でも十分に体重が増加する子どももいます。お子さんの場合は、きょうだいがにぎやかでママが忙しそうなので遠慮して、指しゃぶりで満足する癖がついたのかもしれませんね。

対策① 起きている時間帯で、授乳時間となっても機嫌よく指しゃぶりしている場合、「そろそろ飲もうか」とママから授乳に誘うと、「そうね」と飲むかもしれません。

対策② この時期、授乳回数が4回以下になると母乳の産生量が減ってくることがあります。ですので、しっかり食べるようになるまでは、1日5回以上、「指しゃぶりしているな」、「授乳間隔が空いているな」と気づいた時に飲ませてみると、後1〜2回多く飲むかもしれません。

対策③ 月齢的には、夜中にわざわざ起こして飲ませる必要はなさそうです。

POINT 🍴 空腹を指しゃぶりでごまかしてしまうこともある

スプーンを嫌がる、のけぞる、戻してくる

▶▶▶いったんスプーンをやめて、家族の食事の場に参加を

質問 離乳食を始めたものの、あまり食べてくれません。母乳やミルクを減らしたら、お腹が減って食べてくれるのでしょうか。でも、母乳やミルクを減らすと栄養失調になるような気がして、心配で減らすことができません。

回答 離乳食を始めてもスプーンで食べさせられることを嫌がっているように思え、困っておられるのですね。現在、お子さんはカロリーのほとんどを乳汁から摂っています。今は母乳やミルク量を減らす時期ではありません。大事な栄養です。たとえピューレ状であっても、お子さんにとって乳汁とは全く違う食べ物です。この時期、離乳食はカロリーを摂るというより食べる練習の段階です。

対策① お子さんは自分の手で支えて座れますか。座れるようでしたら、家族が食事する時間に機嫌よく起きているタイミングを見て、1日1〜3回椅子に座らせて、家族が食べる食卓に参加させることを考えてみませんか。椅子は背当てと足台のあるハイチェアまたはローチェアがいいでしょう。

対策② 食べさせようとせず、親が食べているものに興味を持ったら、本人の前のトレイに手づかみ食を置いてみてください。

対策③ 機嫌よく5〜10分でも座れるようになるのが今の目標です。眠い時、体調が悪い時、お腹が空きすぎている時は食卓参加をパスします。

対策④ スプーンで与えるのは、機嫌よく座れるようになり、興味津々で口を開けた時だけにします。

背景・解説 食べるかどうかより、家族の食事に参加させ興味を持っているか、お子さんの表情に注目しましょう。

POINT 🍴 赤ちゃんと食事の時間と空間を共有しよう

参考資料 1. 大山牧子. 子どもの偏食外来. 診断と治療社；2023. p.15-21.
2. 神奈川県小児保健協会. 偏食外来パンフレット. 心の準備編／ステップアップ編／チャレンジ編.

摂食技能
7か月

スプーンでの与え方は？

▶▶▶ **スプーンで与える場合は、子どもの表情を見ながら**

質問 私は「スプーンを子どもの口に入れて、上唇に沿うようにするっと引き抜く」という方法を取っています。保育所のベテラン保育士さんも、上手に子どもたちに声掛けをしながら、そのように対応されています。受講した離乳食講座で、管理栄養士さんが「スプーンは下唇に当てて、子どもが口を閉じてからそっとゆっくり引き抜くのが正しい」「するっと引き抜くのはダメだ」と言っていました。細かいことかもしれませんが、何が違うのでしょうか？

回答 「スプーンでの与え方の正解ってあるのかしら？　人によって言うことが違うけれど」と疑問を持ったのですね。お子さんは7か月なので、ある程度の量を楽しそうに食べているようなら今のままで大丈夫でしょう。

背景・解説　**スプーンで与える場合のチェックポイント**

①子どもがスプーンを入れられることを嫌がっていないことが大事です。

②スプーンで与える離乳の開始時期は、「食べ物に興味を持ち、支えて座っていられ、スプーンを子どもの舌先につけると唇を閉じる（口唇閉鎖）ようになったら」です。

②はじめは、小さめのスプーンの先端1/3くらいに食べ物を置いて、お子さんの舌の前1/3までしか入れないようにし、口を閉じたらまっすぐ引きます。1回量が少なく処理しやすいです。離乳食講座では、開始時期は「ゆっくりと少量ずつ」の方法として説明されたのかもしれません。

③上唇に沿って引き抜くと、子どもが口唇を閉じているかどうかに関わらず、スプーンにのせた食べ物が全部口の中に入ります。このやり方ですと多めの量が口の中に入りやすいので、離乳開始時期であったり、食べ物の種類や形態が変わったりした時に嫌がることがあります。

④表情がこわばったり、少しでも嫌がるそぶりが見えたりしたら、一口量を減らして、急がずに、お子さんの表情を見ながら与えていきましょう。

POINT 🍴 子どもの表情を見ながら、少量ずつゆっくりと与えよう

参考資料 1. 大山牧子. 子どもの偏食外来. 診断と治療社；2023. p.16-7.
2. 神奈川県小児保健協会. 偏食外来パンフレット. チャレンジ編.

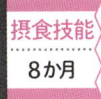

摂食技能
8か月

粒のあるものをスプーンで与えようとすると嫌がります

▶▶▶ **顔の表情から舌の動きを観察しよう**

質問 離乳食の2回食を始めました。まだ、ドロドロ食（ペースト状）の物しか食べてくれません。どのタイミングで次の段階（固形）にすればよいのかわかりません。

回答 ペーストと粒とでは舌の動かし方が違うので、うまく処理できなくてびっくりしているのかもしれません。

チェックポイント まずはじめに Q6〜Q7 を読んで実行してみましょう。次に、「食べ物が口に入ったあと、閉じた唇をキュッキュッと横に引き伸ばし始めたら」、以下をやってみましょう。

対策① 形態を変える時は、ペーストの中に柔らかい野菜や絹ごし豆腐の粒をほんの少し混ぜるようにします。

対策② ドロドロで食べていた量より少なめの量を、スプーンの先端を下唇にのせるようにします。

対策③ 「人参のつぶつぶさんだよ、もぐもぐだね」などと言いながら、子どもの表情を見ます。

対策④ 子どもが嫌がらずに、上顎と舌でもぐもぐし始めたら大丈夫でしょう。少しずつ粒の量を増やしていけるかもしれません。食べ物がお口に入ることを目的とはせず、子どもが「何かな、お口はいったよ、ちょっとつぶつぶあるな、あ、ママがおんなじものをもぐもぐしてる、じゃあ僕も真似してみよう」と思えるように、ゆっくりもぐもぐの練習をしていけるといいですね。

対策⑤ それでも嫌がるようなら、椅子の調整ができているか再度チェックし、親が一緒の食卓で食事している様子を見せましょう。　▶▶ Q6、Q7 参照

背景・解説 食べ物が口の中に消えるかどうかではなく、子どもの表情を見ます。もぐもぐしている時は、上顎と舌で粒をつぶしているでしょう。もぐもぐしなくなってから、次の一匙を同じように唇に触れさせて自分で吸い取るように食べられるようにします。

参考資料
1. 玉井 浩, 監修. ダウン症のある子どもの離乳食から食事へ. 診断と治療社；2023. p.23.
2. 大山牧子. 子どもの偏食外来. 診断と治療社；2023. p.15-21.
3. 神奈川県小児保健協会. 偏食外来パンフレット. 心の準備編 / ステップアップ編 / チャレンジ編.

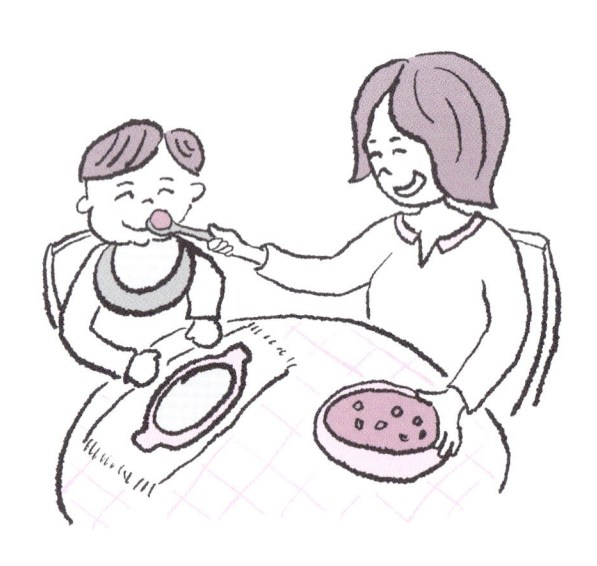

JCOPY 498-14596

摂食技能
8か月

粒のあるものをスプーンで与えようとすると
オエっとします

▶▶▶ **オエっとなるのは、正常な防御反射です**

質問 離乳食を1日2回与えています。ドロドロ食（ペースト状）の物なら食べてくれるのですが、形のあるものが混じるとオエっとして食べてくれません。

回答 ペーストから粒への移行は、大人が思う以上に子どもにとっては大変なことです。お子さんは、いつもと違うものが口に入り、思わずオエっとなっているのかもしれません。オエっとなるのはごく普通の反射です。うまく処理できないと口から出そうとする生理的な反射なので、直ちに病気の心配をしなくても大丈夫です。以下を読む前に、Q6〜Q8を読んでみてください。これらを実践しても、オエっとなる、スプーンから与えられることも嫌がるような場合は、次を実践してみましょう。

対策① 思い切ってスプーンで与えることをやめ、手づかみにするとうまくいくことが多いです。本人の前の机またはトレイを拭いて、はじめは何も置きません。

対策② 親が同じ食事時間に、子どもから見える食卓で、自分たちの食べ物を食べます。

対策③ 親が食べているものにお子さんが興味を持ったら、手づかみ食を一つずつ子ども用トレイに置いてみます。

対策④ はじめは手づかみをして口にする食べ物のバラエティを増やすのが目的で、まだかじったり噛んだりしなくても大丈夫です。だんだん慣れてくると、一口にかじったり、噛んだり飲み込んだりし始めるでしょう。

対策⑤ しばらく、食卓に座って楽しく手づかみしていると、不思議とスプーンで与えられても嫌がらなくなることが多いです。前のめりになって口を開けるようなら、スプーンで与えることを再開できるでしょう。

対策⑥ 親が楽しく食べる合いの手に、手づかみ食を出す、時々、スプーンでも与えるというふうにやってみましょう。

▶▶ Q6〜Q8、Q10 参照

背景・解説　スプーンで与えられると拒否反応が出る場合でも、自分の意思で食べ物を手に持って、自分から口にする場合は、安心して納得して初めて口に入れるので、いきなり硬いものでも嘔吐反射は起こりにくいです。手づかみ食は特別に用意しないで、家族のその時の食卓から、生ものでないものを、手に持ちやすいサイズ（長さ 7 〜 10cm 程度）で出しましょう。濡れていたら、ペーパータオルで拭いてもいいでしょう。「BLW をはじめよう」[2] の取り分けでの食材の写真や「手づかみ離乳食」[3] のイラストも役立ちます。

POINT　スプーンで与えるのをいったんやめ、手づかみ食べを

参考資料　1. 大山牧子．子どもの偏食外来．診断と治療社；2023．p.16-7.
　2. 日本 BLW 協会．BLW をはじめよう．原書房；2020.
　3. 田角 勝．手づかみ離乳食．合同出版；2020．p.75-8.

JCOPY 498-14596

口から出す、食べ物を吐く、食べ物でえずく

▶▶▶ 子どもの表情から嫌がる理由を考えよう

質問 8か月になるのでスプーンで粒のあるものを与え始めたのですが、噛まずに口から吐き出してしまいます。

回答 ピューレやドロドロのものから形のあるものに進めることができなくて困っておられるのですね。スプーンで与えている場合、ピューレやマッシュ状から少しでも粒のあるものに変更すると、口から出すことがあります。

対策① (1) 1回量が多くないか、(2) 子どもが口を開けるけれど唇を閉じない状態のまま与え続け、親がスプーンで流し込んでいるパターンになっていないか、(1)(2)の場合は、まずは1回量を減らし、「お口ムーだよ」と言いながら一緒に唇を閉じる練習をしてみてもいいでしょう。

対策② (1) 柔らかく煮た肉・魚・野菜などをいつものペースト状と一部に塊がある状態にして、(2) 子どもが欲しがるタイミングで、「いつもとおんなじ〇〇さんだよ」と言いながら、少量を、下唇に乗せる感覚で与えます。子どもは親しんだ味と食感に安心しつつ粒を唇と舌で感じると上顎と舌ですりつぶし始め（もぐもぐ）、次第に舌を横に動かして歯茎で噛み（かみかみ）始めるでしょう。 ▶▶ **Q6〜Q9参照**

背景・解説 噛むという微細運動のためにはお座り姿勢が安定していることが鍵です。まだお座りができない場合は、もうしばらくスムースなものを楽しみながら与えていきます。一人座りできるようなったら、食べ物が口に入ったあと、閉じた唇をキュッキュッと横に引き伸ばし始めたら、粒のあるものを始めます。

POINT 🍴 子どもの表情を見ながらスモールステップで

参考資料 1. 玉井 浩. 監修. ダウン症のある子どもの離乳食から食事へ. 診断と治療社；2023. p.23.

摂食技能
8か月

食べ物でむせます

▶▶▶ 舌で溶ける食材でバリエーションを

質問 赤ちゃんせんべいは喜んでかじって食べるのに、クラッカーや取り分け食はかじってもむせて吐き出してしまいます。

回答 赤ちゃんせんべいは喜んで口に入れ、前歯でかじることができるのですね。いいですね。赤ちゃんせんべいはかじってもすぐに唾液で溶けて飲み込めるので安心なのかもしれませんね。今はかじったらバラバラになる素材のものを舌でまとめて噛む練習中なのですね。

対策① 口の中でバラバラになりにくいものでバラエティを増やす。

対策② クラッカーや食パンでも表面にペースト状のものを塗ると、バラバラにならずまとまりやすくなり、安心して噛めるかもしれません。

対策③ 舌を上下左右に動かすためには、言葉で伝えるのではなく、大人が「前歯でカリ、歯茎でカジカジ」などと言いながら一緒にやってみせることが大事です。だんだん慣れていくことが多いです。

対策④ かじるためには体幹の安定が基本です。ハイチェアまたはローチェアに座った時に足が足台についていますか。今一度確認を。

背景・解説 舌にのせると溶ける食べ物としては、たまごボーロ、子ども用シリアル、クッキー、スコーン、溶けかけの冷凍ホットケーキやワッフルなどがあります。

POINT 🍴 舌に乗せると溶ける食べ物でバリエーションを

参考資料 1. 大山牧子. 子どもの偏食外来. 診断と治療社；2023. p18.
2. 神奈川県小児保健協会. 偏食外来パンフレット. 心の準備編／ステップアップ編／チャレンジ編.

手づかみで食べさせると、噛まずに丸飲みします

▶▶▶ 細かくしないで、自分で一口サイズにかじりとる練習を

質問 手づかみ食べをさせ始めました。細かく切って出していますが、好きなものは噛まずにどんどん口に入れ丸飲みするので、喉に詰めて窒息しないか心配です。保育所でりんごを誤嚥したという話など、些細なことで窒息死に至るニュースを見かけ、安全に与える方法を知りたいです。

回答 手づかみ食を持ってどんどんお口に入れることができるお子さんですね。安全に手づかみ食べをさせるにはどうしたらいいか知りたいのですね。

対策① 空腹すぎないでしょうか？　空腹すぎる時は勢いよく食べてしまうので、落ち着いてかじったり噛んだりせずに口に詰め込むかもしれません。この場合は、食事のはじめに軽く授乳またはミルクを与えて空腹すぎない状態にしてから食事にすると良いこともあります。

対策② 手づかみ食べのはじめの頃は、勢い余っていっぺんに口の中に入れてしまうこともあります。詰め込んで奥まで入ったらオエっとなることもあります。でもこの時期は練習中です。ニコニコしながら、「オエってなっちゃったね、出していいよ」と言いましょう。うまく出せなければ、「お手伝いしてもいい？」と聞いてから親の指で出してあげましょう。だんだん自分の指で出すことにも慣れてくるでしょう。

対策③ 親が面白そうにかじりとって噛む様子を見せると、子どもは親の真似をして前歯または歯茎でかじりとります。その経験を通してちょうどよい一口サイズを学んでいくでしょう。

　安全に与えるポイントは以下です。

① 食材を小さくしすぎない：小さく刻んだもののほうが、むせたり、のけぞったりした時に誤嚥しやすいです。長さ7〜10cmくらいの大きめのほうが手に持ちやすく、いざとなったら親が引っ張れるので安心です。

② どんな食材であっても親がそばで見ていること。

③ 子どもが自ら口に入れること。

　　　窒息の時は、呼吸をしておらず、チアノーゼ（顔面蒼白）を認めます。この場合は直ちに窒息時の対応を必要とします。一方で、食べ物が咽頭粘膜に当たってオエっとなったり吐きそうになったりするのは、生理的な防御反応です。この場合は、子どもは呼吸をしていて、皮膚色も悪くありません。大人は落ち着いて見守り、必要なら吐き出す手助けをします。子どもが自分で食べ物を口に入れる場合は、食べさせられるより嘔吐反射はずっと少ないです。

> **POINT** 🍴 オエっとなるのは生理的な防御反応。窒息とは違う

参考資料 1. 大山牧子．子どもの偏食外来．診断と治療社；2023．p.15-21.
　　　　　2. 神奈川県小児保健協会．偏食外来パンフレット．チャレンジ編.

JCOPY 498-14596

食行動
9か月

手づかみ食べをさせると、周囲を汚します

▶▶▶ **食べると遊ぶは子どもにとって同じ**

質問 手づかみ食べをさせると周囲を汚されるのが嫌でさせられません。どうしたら手づかみ食べをうまくできるでしょうか。

回答 育児で大変な時に、食事時に汚されるとがっかりしてしまうのですね。でも大丈夫、いっときのことです。お子さんは食べることの初心者です。自転車や習い事などでもはじめのうちは失敗しますが、繰り返すうちに大丈夫になりますよね。

対策① 子どもにとって「食べる」と「遊ぶ」との違いはありません。子どもは機嫌よく遊んでいる時に散らかしていませんか。遊びはじめから「散らかさないで」と要求しませんよね。

対策② 思い切って「手づかみの練習中は汚すのは当たり前」と開き直りましょう。

対策③ 片付けは食後にまとめて。食べこぼしが気になる場面では事前に食卓の下にマスカーテープ（マスキングテープと養生シートが一緒になったもの）を貼っておくなどでお掃除が楽になったという方もいます。

▶▶ **Q14、Q33 参照**

背景・解説 3歳までの子どもにとって、食べることと遊ぶことの違いはありません。特に初めてのものは、見て、手で触り、体で触り、においをかぎ、周りの大人がどう扱っているかを見て、大丈夫とわかってから口にします。汚し食べは発達段階でごく普通に見られることです。

POINT 🍴 汚し食べ（遊び食べ）は食物と友達になるステップ

参考資料 1. 大山牧子. 子どもの偏食外来. 診断と治療社；2023. p.85.

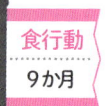

食行動

9か月

手づかみ食べをさせると、食べずに投げます

▶▶▶ **食べ物をおもちゃだと思っているのかも**

質問 9か月になり手づかみ食べを始めたところ、あっという間に床に投げ捨ててしまい、食べさせるものがなくなります。どうしたら手づかみ食べをうまくできるでしょうか。

回答 せっかく作ったものを食べずにどんどん投げられてしまい、がっかりしてしまうのですね。お子さんにとって食べ物もおもちゃも区別できないので、目の前にいろいろあると気になって反射的に振り払ったり、投げたりしたくなるのかもしれませんね。でも大丈夫、いっときのことです。「知らんぷり」をしましょう（→ p.6 参照）。お子さんは食べることの初心者です。自転車や習い事などでもはじめのうちは失敗しますが、繰り返すうちに大丈夫になりますよね。

▶▶ **Q13 参照**

POINT 🍴 投げる行為には「知らんぷり」を

参考資料 1. 大山牧子. 子どもの偏食外来. 診断と治療社 ; 2023. p.187.

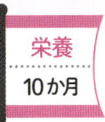

栄養
10か月

食べムラがあります

▶▶▶ 1食ごとの食べる量は気にしないで

質問 離乳食を食べてくれる時と食べてくれない時があり、悩んでいます。

回答 用意した食事を全部食べてくれる時もあるけれど、ほんの少しで嫌がる時もあるのですね、がっかりしてしまいますね。

対策① 大人もそうですが、子どもは食べたり食べなかったり、食べる量にムラがあるのは普通です。

対策② まずは、子どもの食べる量に注目せず、一緒の食卓で親が自分の食べ物を楽しく食べましょう。親が食べている合いの手で子どもに与えるようにすると、どんどん食べさせることがなく強制になりにくいです。

対策③ 食卓における親子の役割分担として、「食べる・食べない」、「食べる量」を決めるのは子どもです（→ p.7 参照）。食べなくても気にしません。朝ごはんを食べなくても次は 2.5 時間後の朝の軽食です。6 か月未満の赤ちゃんの時期ではありませんので、1 食食べなくても大丈夫。少し長いスパンで考えてみましょう。

背景・解説 3 食ではなく、起きている間、2.5 〜 3 時間ごとに食事にする理由は、子どもは 1 回の食事量がもともと少なく、そのぶん回数が必要になるからです。2 歳までの子どもの場合、3 食と午前午後の軽食とで合わせて 1 日 5 回食事のチャンスを作ります。食事の間隔は 2.5 〜 3 時間、1 回の食事時間は 3 食で 10 〜 15 分も座っていれば OK、軽食の場合は 5 〜 10 分程度でしょう。お昼寝にあたったらパスです。母乳やミルクは食事とは別に与えます。飲んで 1 時間もすれば食事にできます。タイミングが悪く空腹になりすぎたり眠かったりする時は座っていられないので、無理に座らせないで授乳して寝かせましょう。食事量のムラがあっても、数日単位で見てそれなりに食べていればよしとします。

POINT 🍴 食べなくても、少食でも、次の食事（軽食）は 2.5 時間後

参考資料 1. 大山牧子. 子どもの偏食外来. 診断と治療社；2023. p55.
2. 神奈川県小児保健協会. 偏食外来パンフレット. 心の準備編 / ステップアップ編.

栄養
1歳

母乳しか飲みません

▶▶▶ 食べさせようとしないで、まず食卓に座ることから

質問 今月お誕生日を迎え1歳になるのに、まだ母乳しか飲みません。スプーン拒否、食べ物にも手を出しません。食べ物以外のものは手に持って舐めたり口に入れたりします。どうして食べないのでしょうか。周囲からは断乳を勧められています。

回答 なかなか食べてくれなくて悩んでいる上に、周りから断乳を勧められて自分が責められているように感じて辛いのですね。スプーンで与えることをいったんやめ、家族の食卓に参加し食べ物を探検する作戦をしてみませんか。

対策① 現在、母乳はお子さんにとって命綱です。これまで通り与え続けましょう。

対策② 1日の中で、お子さんが一番機嫌よく起きている時間帯はいつでしょうか？ 家族の食事の時間帯でお子さんの機嫌のよい時間に、家族が食べている食卓に一緒に参加させてみましょう。年齢的にまだひとり歩きするかしないかの段階でしょうから、ハイチェアまたはローチェアがいいでしょう。食器は使わずトレイを拭いておきます。子どものトレイの高さと大人の食卓の高さを合わせます。

対策③ 大人は自分たちの食事を楽しく食べます。はじめはトレイに何も出さなくていいし、スプーンで与えることもしません。お子さんは安心すると、大人が食べる様子や食べているものを見るようになるでしょう。

対策④ そうしたら、お子さんが興味を持った食べ物を1つずつ本人の前のトレイに置き、さりげなく見守ります。食べることを期待しないでください。

対策⑤ 子どもは食べたことのないものは触る、投げる、バラバラにする、なすりつけるなど探検し始めるでしょう。大丈夫と感じたら、唇につけたり、かじったりするかもしれません。食べることを目的とせず、食べ物と友達になる期間を作ってあげましょう。急がば回れです。

対策⑥ 眠くなったり、泣きそうになったりする前に椅子から下ろします。

対策⑦ 母乳の場合、1歳以降は「親の食事中は、食卓では授乳しない」よ

JCOPY 498-14596

うにします。食卓は食べる場所であることをはっきりさせます。

背景・解説 2歳までで、固形食が進まない場合、身長や体重の増えに心配がなくても、鉄、亜鉛の不足が起こることがあります。小児科で必要な評価を受け、食べ物で強制するよりも、処方薬で対応しながら、ストレスなく食卓につくことを目標にするといいでしょう。

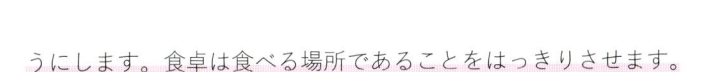

POINT 母乳は命綱、これまで通り与え、食べ物は無理に食べさせない

参考資料 1. 大山牧子. 子どもの偏食外来. 診断と治療社；2023. p.78, 100, 104, 111, 116.

離乳食が進みません

▶▶▶ 食べさせようとせず、親が楽しく食べる様子を見せる

質問 離乳食のはじめの頃は食べてくれていたのですが、水分少なめのマッシュ状のものや粒のあるものが入り出してからなかなか食べず、がんばれと言っても、口をぱくぱくはするのですが、オエっとなることもあり、飲み込んでくれません。この間、フライドポテトを出したら、いい顔で食べてくれました。お誕生日を過ぎ、ひとり歩きしており、言葉はまだですが、バイバイなどの物真似はするようになりました。

回答 1歳を超え、歩き始め、他者とのやり取りもできるようになり順調な発達のようですね。現在、お子さんに食べさせることに時間を取られるので、大人は別の時間に食べているのではないかと推察します。お子さんは物真似が楽しいようですが、それがヒントです。きっとフライドポテトは、親が食べているのを見て食べたくなり、自分から口にしたのでしょう。

　以下、大人の食事から手づかみ食べを進めていくステップです。

対策① いつ・どこで：大人と同じ食事時間に子どもを座らせます。子どもに食べさせようとせず、大人は自分たちの食事を楽しそうに食べましょう。頑張れと言っても子どもにはわかりません。

対策② 何を：食材の出し方を工夫しましょう。生えたての前歯でもかじりとれるくらいのフライドポテトくらいのサイズか1～2cmの角切り食べ物（柔らかく煮た肉・魚・豆腐・野菜など、味噌汁やスープの具もいいですね）を、大人の食事から適当に選び、本人の前に1～2個置いてみましょう。大人は同じものをちょっと大袈裟にゆっくりかじったり噛んだりしてみましょう。

対策③ 食べる・食べないを決めるのは子ども（食卓における子どもと親の役割分担→ p.7）：お子さんは、気になったら、見て、いじったりし始めるでしょう。大人が同時に自分のお皿のものを食べていると、子どもも自分で唇につけたり、口の中に入れてみたりするかもしれません。すぐに食べ始めることを期待しないでください。お子さんは、「かじってもいいかも」と思ったら、少しずつかじったり噛んだりし始めるでしょう。

対策④ 興味を持続させる作戦：1 つの食材ですと 30 秒〜2 分くらいで飽きると思いますので、別の取り分け食材を 1 〜 2 個置いてみましょう。大人の 1 品から 3 つの食材くらい出せると思います。3 つの食材に飽きたらまたはじめの食材に戻るというやり方で、10 分くらいは楽しめるでしょう。

対策⑤ この時期の栄養の考え方：お子さんの体重の増えが気になり、つい量を稼ぎたくなって食べさせたくなるかもしれません。でも、今は、量を稼ぐ時期ではなく、子ども自身の意思でいろいろな食べ物に慣れる時期です。

対策⑥ 効果判定は体重ではなく、子どもの表情：スプーンで与えられていた時と、自分で持って口にする時と、どっちが楽しそうでしょう。きっと自分で口に入れる時のほうがいい表情だと思いますよ。

対策⑦ 今後の見通し：はじめは食べる量よりも種類が増えていきます。食事から摂るカロリーは、12 か月で 25% 程度です。母乳やミルクはこれまで通り与えましょう。

> **POINT** 🍴 子どもは親が食べる様子を真似ながら、食べ物と仲良しになっていく

参考資料 1. 大山牧子. 子どもの偏食外来. 診断と治療社：2023. p.78, 100, 104, 111, 116.

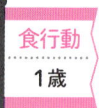

食行動 1歳

食べさせるのに時間がかかります

▶▶▶ **食事時間の終了を予告しよう**

質問 遊び食べをして、食事に 1 時間ほどかかってしまいます。途中で食事を下げると結局すぐにお腹を空かせて泣くので、困り果てています。テレビを消したり、おもちゃを見えないところに収納したり工夫はしていますが、食事に集中してくれません。

回答 テレビを消す、おもちゃを隠すなどで、ながら食べをやめさせても遊び食べをやめず、食事に時間かかるので困っているのですね。

対策① お子さんが集中して食べるのは何分くらいでしょうか。今機嫌よく座っていられる時間を出発点としましょう。

対策② 親が一緒に食事をしていますか。親が食事する時間をその家の目標食事時間とします。

対策③ 食卓に座って食べ物で遊んでいる限り、それには反応せず、親は楽しそうに食べ続けます。食べ物で遊ぶことは年齢的には普通なのですが、それに注目しすぎると、子どもがうれしくなりすぎて食べずに遊ぶことがエスカレートしがちだからです。

対策④ 食卓から下りようとしたら、黙って下ろします。自分で下りる場合はそのままにして反応しません。ここで、「ご馳走様なの？」とか「ご馳走様にする？」とは聞きません（理由は後述）

対策⑤ 食事中、親は子どもの遊び相手をせず、自分たちの食事を続けます。子どもが親と一緒に遊びたがっても相手をしません。

対策⑥ 子どもは遊んでもらえないと、戻ってきて座ろうとするかもしれません。座りたがったら黙って座らせ、親は食べ続けます。

対策⑦ 戻ってきて親の膝に乗りたがる場合、1 歳前半ならばアリですが、子どもの体格が大きく、膝の上に座らせると親自身の食事が思うようにできない時は、膝に乗せて食べさせることはしません。

対策⑧ ここからはお片付け作戦です（→ p.6 参照）。子どもがどこにいても、親の食事の終了 5 分くらい前に、「もうすぐママたち食べ終わるよ」と宣言

します。リビングで遊んでいたら、1回だけそばに行って子どもの目を見ながら「もうすぐ終わるよ」と言います（終了予告）。

対策⑨ 親が食べ終わったら、「さあ終わったよ、お片付けしよう」と宣言して、片付けます。片付け終わったら、その後は次の食事または軽食までは欲しがっても食べ物を与えません。次の食事は 2.5 時間後です。こうして食事時間を決め、次の食事までは食事を出さないようにすると、お子さんは 2 週間以内に慣れてくることが多いです。2 歳まではこれまで通り授乳は続けます。食べる量が増えてくると、乳汁を飲む量や回数も次第に減ってきます。

背景・解説 子どもの平均的な食事時間を調べた研究によると、平均 18 分で長くても 28 分とされています。また一般的にはじめの 10 分で 8 割は食べ終わるとも言われています。つまり、子どもが集中して食べる時間は 10 分程度ということです。集中が切れると遊び食べになるか離席したがったりするものです。食事時間のスケジュール化は意識しないと簡単に崩れます。そして、子どもは時間が来たら座って食べるというリズムを作る途中なので、親が枠組みを決めることが仕事です。

POINT 🍴 遊び食べの相手をせず、親は食事を続ける

参考資料 1. 大山牧子. 子どもの偏食外来. 診断と治療社；2023. p.61.
　　　　　2. 神奈川県小児保健協会. 偏食外来パンフレット. ステップアップ編.

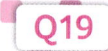

| 食行動 |
| 1歳 |

食べ物で遊びます

▶▶▶ してほしくない行動には「知らんぷり」を

質問 食べ物をいろいろと出しても、つついたり、いじったりするだけです。食べ物を落としてそれを見て、親に拾わせます。

回答 せっかく出しても食べずに遊んでしまい、落とすので思わず親が拾ってしまい、同じことの繰り返しで食べてくれなくて困っておられるのですね。この時期、「食べること＝遊ぶこと」です。特に、投げる・拾う遊びが大好きです。対策の基本は「知らんぷり作戦」です（→ p.6 参照）。投げること（してほしくないこと）に反応せず、知らんぷりをします。子どもは、注目されないとその行動をやめます。

対策① 食べ物を投げたり落としたりしても親は拾いません。知らんぷりして自分たちは食べ続けます。

対策② 何度か繰り返すかもしれませんが、親が注目せず知らんぷりしていると、子どもはつまらなくなって投げるのをやめます。

対策③ やめた途端に親はニコっとします。

対策④ 落とされたものは食事終了後に片付けます。

対策⑤ 一度にたくさんの食べ物を出すと投げます。1 種類を 1 個ずつ、飽きたら次、というふうに、大人の食事の合いの手に出していきます。

POINT 🍴 「投げたら拾う」「ダメ出し」は注目になり逆効果

参考資料 1. 大山牧子. 子どもの偏食外来. 診断と治療社；2023. p.74-8.
2. 神奈川県小児保健協会. 偏食外来パンフレット. まんが編③ / はじめの一歩編.

JCOPY 498-14596

 食行動
1歳

床にこぼれた食べ物を拾って口に入れます

▶▶▶ してほしくない行動には「知らんぷり」を

質問 食事の途中で嫌がるので椅子から下ろすと、今度は親の椅子のそばで床にこぼれた食べ物を拾って口にします。汚いのでやめさせたいのですが…。

回答 食卓では嫌がっているので椅子から下ろすと、今度は床に落ちた食べ物を口にするので、親としては不潔ではないかと心配してしまうのですね。この年齢のお子さんにとって清潔不潔の区別はありません。食卓の食べ物は OK なのに床の食べ物は食べたらダメと言われてもよくわからないかもしれません。むしろ、親の目のないところでかえって面白くなって口にしたのかもしれません。

対策① この時期に清潔不潔を教えるより、床をきれいにしておいて、落ちたものをお子さんが拾っても、「知らんぷり」していることで乗り切れるのではないでしょうか。子どもは注目されないと、つまらなくなってやめることが多いです（知らんぷり作戦→ p.6 参照）。

対策② また、すでにお子さんは普段からいろいろなところを触った手を口に持っていっているので、おこぼれを口にしても大丈夫でしょう。

▶▶ Q18、Q19 参照

POINT 🍴 床にこぼれたものを拾い食いしても病気にはならない

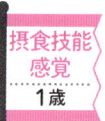

摂食技能 感覚 1歳

手づかみ食べをしません、
自分から食べようとしません

▶▶▶ **家族が一緒の食卓で楽しそうに食べている様子を見せよう**

質問 うちの子は手づかみ食べをしません。大人が口にスプーンを運ぶまでじっとしています。食事に時間がかかります。

回答 食べさせてもらうばかりで自分から食べようとしないので心配なのですね。食べ物以外のもの、例えばおもちゃなどは持って口に入れようとしますか。もしそうなら、食べ物とわかると警戒する心配性なタイプのお子さんかもしれません。または、お子さんは食べさせてもらうことに慣れてしまっているのかもしれません。

対策① まずは、お子さんと一緒に食卓について大人が美味しく食べましょう。お子さんの注意を引くためにちょっと大げさなジェスチャーをすると見てくれるかもしれません。お子さんが食卓でストレスを感じずに座っていられることが一番です。

対策② 次は、お子さんの表情に注目です。お子さんが大人の食べる様子に興味を持ったら、その食べ物を子どものトレイに1個だけ置いてみます。大人はそれを食べるかどうかは見張りません。興味がわいたらきっと手が出てくると思います。お子さんがスプーンで与えられても嬉しそうで嫌がらないなら、親が食べている合間にスプーンで与えてもいいかもしれません。

背景・解説 食卓の場以外でも、本人が興味を持ったものを一緒に見つけて遊んだり、ネーミングしたりするなど、やりとり遊びをしてみてもいいでしょう。子どもは気に入ったものは名前を覚えて、さらに好きになっていくことが多いです。同様に、子どもが興味を持った食物に「○○さんダネ」とネーミングすると、仲良くなるかもしれません。

POINT 🍴 家族が一緒に食べ、興味を持ったら手づかみ食べに

| 感覚 |
| 1歳 |

手につく食べ物は持ちたがらず、手が汚れると嫌がります

▶▶▶ ベタつかない食べ物でバリエーションを

質問 ご飯はスプーンで与えると食べるのですが、手づかみでは食べません。おにぎりにしても手を出しません。パンなら自分で持って食べます。

回答 ご飯が手につくと嫌がるのでどうしてだろうと思われるのですね。手は知覚神経が密集しているので敏感な場所です。ご飯のように触感が粘るものは刺激が強くて苦手なのかもしれません。このような苦手感覚は、一度その食べ物を好きになると気にならなくなるものです。お子さんがパンなら自分で持って食べることがヒントになります。

対策① 手に持ってべたつかないものからいろいろ出してみましょう。パンにもいろいろな種類があります。食パン、トーストした食パン、パンの耳、ロールパン、フランスパン、パンケーキなど。バリエーションをつけられます。

対策② おにぎりはダメでも、焼きおにぎりだとべたつかないので持てるかもしれません。

対策③ 焼きおにぎりに慣れてくると、自分で崩して柔らかい中身も食べるかもしれません。

対策④ だんだん慣れてくると、普通に炊いたご飯も手づかみできるようになるかもしれませんし、スプーンにのせて置いたり、フォークに刺してあげたりすると、自分でスプーンやフォークを持って食べるようになるかもしれません。

▶▶ Q23 参照

背景・解説 手に持った時の触感だけでなく、煮物やシチュー類など、口に入れた時の食感がベタベタするものや粘りのあるものを食べたがらない子どもがいます。まだ食べ慣れていない食べ物はモンスターですから、ベタベタ、ネバネバのお化けだとさらに怖いわけです。こんな時は無理に食べさせるのは逆効果です。サクサク、カリカリ、乾いたものでバリエーションをつけていきましょう。外食や縁日、お友達や親戚とのイベントなど、親が全く予想していない時に急に食べ出すことがあります。おそらくストレスのない状況でリラックスし、興味が出て友達になるのでしょう。

POINT 🍴 ベタベタ、ネバネバの食べ物は怖いかも。まずは安心できる食べ物を！

参考資料 1. 山根希代子, 監修. 発達障害児の偏食改善マニュアル. 中央法規；2019.

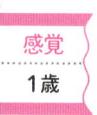

感覚
1歳

手に食べ物がつくと落ち着かなくなります

▶▶▶ 専用のループ付き手拭きタオルを用意して自分で拭けるようにしていく

質問 手づかみをさせて手がベタベタになると、手をヒラヒラさせるので、拭いてあげています。すると、一口ごとに拭くことになり、落ち着いて食べさせることができません。

回答 拭いてあげるのはいいけど、しょっちゅうなので落ち着いて食べられなくなって困っておられるのですね。手は知覚神経が密集する敏感な場所なので気になるのでしょうね。

対策① あらかじめ子ども椅子にループ付き手拭きタオル（→ p.7 参照）に紐を通して縛り付けておきましょう。

対策② 手を擦り合わせたり、ヒラヒラさせたりしたら、「おてて拭いてほしい？」と聞いて、お子さんがうなずいたり、そうだという表情をしたら、用意したタオルで拭きます。

対策③ 次に拭いてほしそうにしたら、「タオルさんあるね」と言いながら拭きます。

対策④ 何回かお手伝いをしていると、気になったら自分からタオルで拭くようになることが多いです。

▶▶ Q22 参照

背景・解説 ループ付き手拭きタオルを用意する理由は、①濡れティッシュよりも拭いた感があること、②片側がループで椅子にくっついているので、子どもでも片手で拭けること、③床に落ちないので親が拾う手間がなくなり、親も落ち着いて食べられること、です。

タオルは濡れたもの、乾いたものを用意しますが、たいてい乾いたものだけで大丈夫です。サイズはハンドタオルでは小さいので、フェイスタオルくらいがいいでしょう。食事のたびに洗い替えできます。

POINT 🍴 子どもがすぐに手を拭ける環境を整えてあげよう

食べ物をいきなり投げます

食行動
1歳

▶▶▶ 投げる（してほしくない行動）には「知らんぷり作戦」を

質問 1歳2か月です。お皿に置いた食べ物をいきなり全部ひっくり返します。少しずつ出してもどんどん床に投げてしまい食べようとしません。

回答 手づかみ食べをさせようと出した食べ物を、お子さんが食べずに投げてしまうので困っておられるのですね。お子さんがひっくり返したり投げたりするのはどうしてでしょうね。目の前の食べ物が馴染みがないものだったり、食べたことのあるものでも量が多かったりすると、子どもは「わ、お化けだ」と思ってしまうかもしれません。また、親が「投げたらダメよ」とか「メッ」と睨んだりするとそれが面白くなりさらに続けることもあります。

対策① はじめは食卓に座るだけでOKとします。本人の前に何も置きません。大人は同じ食べ物を一緒に座って美味しそうにかじったり噛んだりして食べ始めましょう。

対策② お子さんが興味を持ったら、さらに美味しそうに食べながら、子どもの指先くらいの大きさのものを1つ、本人の前のトレイに置きます。それを食べるかどうかは見張らないでください。

対策③ 子どもは見て、触って、においって、いじったり、ちょっとかじったり、残りを投げたり、投げたものを見たりしながら慣れていくことが多いです。

対策④ 何回か同じ食べ物で遊んでいるうちにお化けがお友達だと思ったら口にするようになるでしょう。

対策⑤ ポイントは、投げられても「だめ」や「投げないで」などの声掛けや表情をしないことです。投げるというしてほしくない行動には「知らんぷり作戦」（→ p.6 参照）をすることで子どもは飽きてその行動をしなくなります。

対策⑥ 投げずに食べ物を触ったりかじったりし始めたら、「ニコッ」（してほしい行動に注目）としましょう。

▶▶ Q25 参照

背景・解説 3歳までは食べることと遊ぶことの違いがついていません。したがって、「投げたらダメ」と言い聞かせてもおそらく理解できないので、怒

るか泣くかになります。対策としては、感覚遊びを取り入れながら馴染みのない食べ物をモンスターから友達にすることです。

対策例

- 大人が面白そうに食べながら、子どもが興味を示したら、もったいぶって、ほんの少し（1つ）ずつ（ただし、2～3回は噛む必要がある程度の大きさ、親指の爪くらいの大きさ）出します。
- 食器をひっくり返す場合は、トレイや食卓を拭いて、直接食べ物を1つずつ置きます。

> **POINT** 🍴 座りはじめは子どもの前に食べ物を出さないで

参考資料 1. 大山牧子. 子どもの偏食外来. 診断と治療社；2023. p.87.
2. 神奈川県小児保健協会. 偏食外来パンフレット. まんが編③.

JCOPY 498-14596

食行動
1歳

食べ物をぐちゃぐちゃにして投げます

▶▶▶ 投げる（してほしくない行動）には「知らんぷり作戦」を

質問 1歳2か月になりますが、3口ほど食べて、あとはぐちゃぐちゃとして投げ捨ててしまいます。食べずにぐちゃぐちゃにして投げる日もあります。ベビーフードも食べません。栄養が足りているのか不安で仕方がありません。

回答 親としては「3口しか食べない」ですが、自分で持って「3口も食べられる」わけですね。進歩です。食べ物さんとお友達になりたくて、触ってぐちゃぐちゃにして（本人としては食べ物さんと仲良くなりたくて探検をしているのかもしれません。いいことですね）、まだ納得がいかなかったり、思うように口に運べなかったりして、目の前から消えてほしくて投げているのかもしれません。でも親としては、してほしくない行動ですね。こういう場合、親は、子どもにプラスでもマイナスでもない態度を示し、自分たちの食事を楽しむことです。親が自分のほうを見ないと（ダメという態度はネガティブな行為への注目になります）、つまらなくなってやめるかもしれません（知らんぷり作戦→ p.6 参照）。子どもは、失敗を繰り返しながら、親が美味しそうに食べる様子に気づくと、だんだん食べ物に馴染んでくるかもしれません。

▶▶ Q24 参照

POINT 🍴 知らんぷり作戦中でも親は食事を楽しもう

参考資料 1. 大山牧子. 子どもの偏食外来. 診断と治療社；2023. p.74-8.
2. 神奈川県小児保健協会. 偏食外来パンフレット. まんが編③.

食行動 1歳

食べ物を親の口に入れてきます

▶▶▶ 「ありがとう、はいどうぞ」作戦を

質問1 親が食べさせようと子どもの口に入れると嫌がって振り払い、逆に親の口に入れようとします。「食べようね」と言うと、自分のお皿のものも親の口に突っ込んできます。何度もやるので結局親ばかり食べることになって、困っています。また、栄養が足りているのか不安で仕方がありません。

質問2 好きな食べ物は自分の口に入れるのに、食べたことのないものを出すと、大人の口に入れにくるので、結局大人ばかり食べることになり困ります。

回答 どちらも、子どもに食べさせたいのに、結局大人ばかりが食べるハメになってしまい、困っておられるのですね。子どもは物真似の達人です。自分が食べているものを親と共有するために親の口に入れにくることもありますが、この場合は、自分はたいして食べたくないので、「きっと親が食べたいんだ」と思い、親の口に入れにくるのでしょうね。食べ物が親の口に入るのを見て面白くなって何度もやってみたくなるのかもしれません。こういう時は、まずは、食べさせようとせず、大人がカッコよく食べるのが基本です。

　食べたことのない食べ物はお子さんにとってモンスターなのでしょう。子どもが食べたことのないものを大人が子どもの口に入れようとすると嫌がり、逆に大人の口に入れようとすることがあります。そのままにしておくと、いつまで経っても子どもは食べず、大人ばかり食べることになります。

対策：「ありがとう、はいどうぞ」作戦

① 親の口に食べ物を入れにきたら一度は「ありがとう」と言う。

② 2回目に入れにきたら「ありがとう」と言い、一口かじり手に持っておく。

③ 3回目に入れにきたら、「ありがとう、今あるんだ」と見せて、「はいどうぞ」と本人の手またはお皿に返す（決して本人の口に返さない）。

④ 何度でも口に入れようとするので、その度にワンパターンで「ありがとう、今あるんだ、はいどうぞ」と返すことを繰り返す。子どもは「なーんだ、食べてくれないんだ、つまんない」とわかりやめます。ポイントは、返し方にアドリブをつけると嬉しくなって何度でも挑戦してきますので、ゲームオー

バーのためには「ワンパターンで繰り返す」ことです。

背景・解説　1歳代は物真似が大好きな時期です。自分が食べたくないものを大人が食べさせようとすると、真似をして相手の口に入れようとします。繰り返しゲームになってしまうので、ゲームオーバーにしましょう。

POINT 🍴 「ありがとう、はいどうぞ」作戦を "ワンパターン" で繰り返す

参考資料 1. 大山牧子. 子どもの偏食外来. 診断と治療社；2023. p.86.
2. 神奈川県小児保健協会. 偏食外来パンフレット. まんが編③.

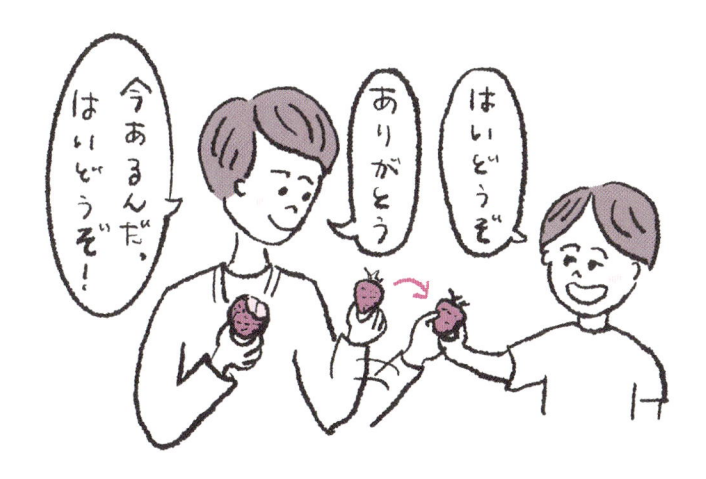

スプーンやフォークでトントンし、トレイやお皿をひっくり返します

▶▶▶ **食具で遊んでいる時期は食器や食具を出さない**

質問 スプーンを欲しがるので渡すと、口に入れないでトントン机を叩いて遊んでしまいます。食器やお椀もひっくり返して遊びます。しまいにはお皿もひっくり返してしまいまい、結局食べません。

回答 食べてほしいのに食べ物を口にせず、食器や食具で遊んでしまうので困っておられるのですね。1〜2歳の子どもにとって食べ物と食器の区別はつきません。どちらもおもちゃだと思っています。また、投げたり落としたりされた食具を拾うと、さらに面白がって遊んでしまいます。

対策① 食器や食具を欲しがるのに遊んでしまう場合は、食器や食具を本人の前に出さず、食卓（トレイ）を拭いてお皿代わりにし、そこに直接食べ物を1つずつ出します。

対策② 他に遊ぶものがなく、食べ物が1つだとそれで遊び始めることが多いです。食べ物で遊ぶのはアリです。親が楽しく食べている食べ物なら、それで遊んで納得してお友達と思えば、だんだん口にするようになるでしょう。

対策③ スプーンなどの食具を出すのは、スプーンを使って自分ですくって口に入れたがるようになり、食器をひっくり返さなくなってからにしましょう。

背景・解説　食具で遊んでいる時期に食器や食具を出さない理由

　食べない子どもは、食べ物を口にはしませんが、食べるものでないとわかると、安心なおもちゃととらえて口に入れる傾向があります。彼らは食卓のお皿やスプーン、ボウルがあると、これらの食器・食具をかじり、食べ物には手を出しません。食卓以外でおもちゃを口に入れて遊ぶのは結構ですが、食卓は「食べ物をおもちゃにして、遊びながらモンスターを友達にしていく場」です。ストレスなく座って手づかみ食べをするようになり、自分で使いたがるようになるまでは、食器・食具はお預けにします。

POINT 🍴 食具で遊ばせないで食べ物に注目させる

参考資料 1. 大山牧子. 子どもの偏食外来. 診断と治療社；2023. p.74.
2. 神奈川県小児保健協会. 偏食外来パンフレット. ステップアップ編.

椅子から立ち上がり、食卓に登ってきます

▶▶▶ 立ち上がる（してほしくない）行動の背景を探る

質問 子ども用の椅子に足台をつけました。すると5分もしないうちに立ち上がろうとします。時には食卓に登ってきます。落ち着いて食べようとしません。

回答 体格に合った椅子と机を用意したのに、なかなか座ってくれなくて困っておられるのですね。

チェックポイント① お子さんに食べることを強制していませんか。もう一度子どもの食事時に一緒にいる大人の行動を見直してみてください。スプーンで、箸で、大人の指で子どもの口に入れていませんか。子どもに食べるよう言葉で促していませんか。食べないとわかっている、または食べるものでも多めに本人の前に置いていませんか。子どもにとって「座ると食べさせられる」という雰囲気があると、落ち着いて座らない行動になりがちです。

チェックポイント② 強制がなくても、食べるより遊びたい子どもはすぐ飽きて別のものに興味が移ってしまいがちです。食卓に登ってくるのは、自分の手の届かないところにあるものに興味がいってしまうのかもしれません。強制をなくし、ながら食べをなくし、食卓に食器や食具以外のものを置かないようにします。子どもの目線に気になるおもちゃなどがないかチェックしましょう。

チェックポイント③ ①②をクリアしても落ち着いて座っていない場合、どんな時に落ち着いて座らないのか状況を確認しましょう。眠いのか、空腹すぎるのか、体調が悪いのか、疲れすぎているのか、遊びで興奮したまま座ったかなどがヒントなります。眠い、疲れすぎ、体調不良、空腹すぎの場合は、食べることはおろか、座ること自体困難なので、食べさせることをやめてミルクなどを与えて寝かしましょう。▶▶ Q29 参照

POINT 🍴 子どもがなぜその行動をするのか、考えてみよう

食行動
1歳

椅子に座らせようとすると泣き、椅子を見ただけで嫌がるように

▶▶▶ 座ろうとしない（してほしくない行動）の背景を探る

質問 子ども椅子に座らせようとするだけで嫌がりバトルになります。嫌々座っても食べようとしません。しまいには椅子を見ただけで嫌がって座ろうとしなくなりました。

回答 食べさせるのが大事な役目だと思っている親にとって、椅子に座らせ、食べさせようとする行動をやめることは耐え難く、不安な気持ちになるかもしれません。でも、立ち止まって考えてみてください。今までうまくいかなかったことを繰り返すことが悪循環になっていませんか。子どもの気持ちを考えてみましょう。食べたくないのに無理やり座らされる、座ったら食べさせられたり食べるよう言われ続けるとしたら、どんな気持ちになるでしょう。お子さんもきっと辛い思いのはずです。「辛い、やめて」と言えないので座ることを拒否するという態度に出ているのではないでしょうか。「座ること＝食べさせられる」という体験が染み付いているとなかなか座ろうとしなくなります。

対策① いっさいの強制をやめることを徹底しましょう。

対策② 子どもが座ろうとしなくても、大人は座って食事を楽しみます。座らないからと子どもの相手をしていると、子どもは座らなければ遊べると間違った学習をしてしまいます。座ろうとしない（してほしくない行動）に注目せず（知らんぷり作戦→ p.6 参照）、大人は自分たちの食事を楽しみましょう。

対策③ 子どもは相手をしてもらえず黙って食卓にやってくるかもしれません。

対策④ そうしたら、「ニコッ」と笑って座らせます。大げさにえらいねと誉めないことです。5 分座っていられたら、「座ってるね」とニコニコしましょう。戻った途端に最大級に褒めると嬉しくなってまたすぐ遊びに行くというゲームになってしまいますので。 ▶▶ Q28 参照

POINT 🍴 良かれと思ってしていることが強制になっていないか総点検！

参考資料 1. 大山牧子. 子どもの偏食外来. 診断と治療社；2023. p.79
2. 神奈川県小児保健協会. 偏食外来パンフレット. 心の準備編.

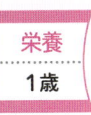

栄養
1歳

栄養が不足していないか心配です

▶▶▶ **家族が栄養豊富なバラエティのあるものを食べる様子を見せる**

質問 医師からカルシウムと鉄分の不足だと言われており、すでに薬の内服もしています。牛乳などを提供するように医師から強く指示を受けましたが、カルシウムや鉄分が豊富な食材はことごとく食べてくれません。

回答 栄養豊富な食べ物を食べてくれなくて困っておられるのですね。母乳または人工乳は飲んでいるでしょうか。飲んでいればそれを続けましょう。

対策① 鉄分は赤みの肉魚に多いですね。いわゆる離乳食では食べてくれない場合は、大人と同じ食べ物を出すと食べることがあります。ご家庭でよく食べている主菜の中から肉魚を大きな一切れにして、大人より薄味にしてトレイに出してみましょう（骨付き鶏肉、魚の照り焼きを短冊かサイコロ切りなど）。味噌汁も具だけ取り出して出すと手づかみすることが多いです。子どもは普段大人が好んでよく食べているものに興味を持ちます。ポイントは大人と同じものから始めることです。

対策② カルシウムは乳製品に多いですが、好まない子どももいます。家族が好きで食べている乳製品や小魚などがあれば興味を持つかもしれません。しらすも骨付きの魚でカルシウムを含みます。

背景・解説 2歳までで固形食が進まない場合、身長や体重の増えに心配がなくても、鉄・亜鉛の不足が起こることがあります。小児科で必要な評価を受け、食べ物で強制するよりも、処方薬で対応しながら、ストレスなく食卓につくことを目標にするといいでしょう。

> **POINT** 🍴 大人が好んで食べるものに、子どもは興味を持つ。子どもの見本になろう

参考資料 1. 大山牧子. 子どもの偏食外来. 診断と治療社；2023. p.43-8.

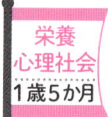

Q31

哺乳瓶のミルクしか飲まず、食べません

▶▶▶ 1日3回家族の食卓に参加することから

質問 離乳食の初期は良かったのですが、粒が入り出す頃からイヤイヤになり、1歳を過ぎてからスプーン拒否、1歳5か月の今もミルク200mLを哺乳瓶で5回飲む生活です。成長はしているようですが、コップから飲めないので保育所での預かり時間が短く困っています。

回答 離乳の頃から10か月近くもお子さんのために作っても食べてくれなくてがっかりされているのですね。今のところミルクで育っているようだけどこのままでいいのか、成長や栄養面でも不安に感じるのですね。お子さんは粒の入った食事の頃から嫌がり出したので、食べる機能としては舌の動かし方がまだピューレの段階にとどまっているのかもしれません。粒が入ってくると舌を左右に動かさないと潰せないのですが、うまくいかなくて嫌な体験をしたので嫌がっている可能性があります。今、哺乳瓶でミルクを飲んでいるのは、どんな場所でどんな状況でしょうか。ソファで寝転がって、またはママのお膝でしょうか。

対策① お子さんが一人で歩けるなら、まずは1日3回、親が食べている食卓に座ることから始めませんか。体格に合った椅子と机を用意して。

対策② スプーンで与えることを一切やめます。

対策③ 食べさせられないとわかると、座っていられるようになるかもしれません。

対策④ 大人が美味しそうに食べている様子を見始めたら、もったいぶってケチくさくをモットーに、本人の前に小指の先ほどの手づかみ食を置いてみましょう。子どもの食べる様子を見つめないことです。ヒントが見えてくるかもしれません。

背景・解説　ミルクをたっぷり飲んでいて、食べない場合

　ミルクを1日1000mL飲むために空腹感が出ないことも、食べない原因となります。ミルクを与える時間を、家族の3回の食事からずらす作戦をとりましょう。ミルクを与えるのは、朝起きてすぐ、午後の昼寝の前にそれ

ぞれ 100 〜 150mL、夜寝る前はたっぷりと 200 〜 250mL。保育所では昼と、午後のおやつタイムにコップ 1 杯の牛乳を出してもらってもいいかもしれません。自宅では、朝はエンジンがかからず食べないことが多く、通園準備で時間がないので、ミルクを与えてもよいでしょう。しかし、昼と夜の食事時間にミルクを与えることはやめましょう。食べなくても、ミルクを飲めばいいやと思わせず、食事時間にほどよい空腹を作る作戦です。

POINT まずは食卓に参加させ、そしてほどよい空腹を作ってあげよう

摂食技能
1歳5か月

レトルトものしか食べません

▶▶▶ **今食べているものにヒントが**

質問 離乳食を開始した頃からずっと、レトルト系のものしか食べてくれません。手作りのものを作っても怒り、手を付けようともしません。どんなに工夫しても、白ご飯以外は食べてくれません。仕方なくレトルトのものや子ども用の菓子パンなどを食べさせています。他のママ友達からは「手作りのものをいっぱい食べる」「食べすぎて困るくらいだ」と言われ余計に焦るし、どうして自分の手作りは食べてくれないのかと無力感があるし、今後の子どもの食事はどうしたらいいんだろうと不安に思っています。

　また、食事（レトルト）のこだわりが強いことから、決めつけるのは早いかもしれませんが、自閉症などの発達障がいを持っているのではないかとも薄々疑っています。

回答 よその子どもは手づくりご飯をよく食べるのに、自分の子どもはレトルトしか食べてくれなくて不安になっておられるのですね。レトルトのものを食べるということはスプーンで食べさせていますよね。レトルトのものを食べさせている時のお子さんの表情はいかがでしょう。無表情だったり、ながら食べなどであれば、好んで食べているのではないかもしれません。スプーンで与えることをいったんお休みして、次の作戦を試していましょう。

対策① 白いご飯や菓子パンは自分から手づかみしているなら、それがヒントですね。食事時に白いご飯を少量ずつ出します。

対策② 同時に親が食べている様子に興味を持ちませんか。もしそうなら興味を持った瞬間に、その食べ物を手づかみサイズにして本人の前のトレイに1つ出してみてください。

対策③ そして同じものを親が楽しそうに食べてみてください。物真似をするようになっていれば真似をして食べ始めると思います。

対策④ 1歳5か月でまだ物真似をしない、名前を呼んでも反応しないなど、発達に心配があるようなら、自治体の子ども家庭支援課などに相談しましょう。

POINT 🍴 子どもが自分から楽しそうに食べているものがヒントです

参考資料 1. 大山牧子. 子どもの偏食外来. 診断と治療社；2023. p.43-8.

食行動
1歳5か月

汚さずに食べさせる方法は？

▶▶▶ 「食べる」と「遊ぶ」は子どもにとって同じ

質問 子どもは手づかみ食べをしたがるのですが、私（母親）が、共働きで気持ち的にも時間的にも汚れたものを片付ける余裕がなく、手づかみ食べをしてほしくありません。しかも麺やご飯しか好まず、嫌いな食事の器を手で払おうとするので余計にイライラしてしまいます。どうすればきれいに食べてくれるでしょうか。

回答 忙しくてなかなか余裕を持って食事ができない状況なのですね。保育所ではいろいろ食べているのでしょうか。

チェックポイント① 保育所では皆と同じように食べているなら、時間に余裕がない時に無理に手づかみ食べの時間を取らなくてもいいかもしれません。そのうちこぼさずに食べるようになるかもしれません。

チェックポイント② 保育所でも食べるものが限られているようなら、休日に1回、1食10〜15分でいいので、汚されてもいいと腹をくくり、特別なものを用意せず大人のメニューから取り分けて手づかみさせてみてください。この時親が食べたいメニューにして美味しく食べてみましょう。だんだん上手に食べられるようになると思います。 ▶▶ **Q13 参照**

POINT 🍴 食べることの練習中と割り切ろう

参考資料 1. 大山牧子. 子どもの偏食外来. 診断と治療社; 2023. p.85.

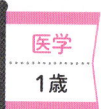

医学
1歳

食べさせると口周りが赤くなるのが心配、
自分で食べるともっと汚すのでさせられません

▶▶▶ **食べる前に口周りに軟膏を塗る方法も。専用のループ付き
タオルを用意して、自分で拭けるようにする**

質問1　アレルギーが心配でお口周りが赤くならないよう、一口ごとに拭いています。この頃、落ち着いて食べなくなりました。

質問2　食べ物が触れると口の周りが赤くなるのが心配で、スプーンで与えています。自分でスプーンを持ちたがりますが、手も顔もベトベトにするのでさせられません。汚れたらその都度拭かないといけないので大変です。

回答　どちらの質問も、食べ物が触れた口周りが赤くなるので、食べ物アレルギーではないかと心配なのですね。さらに自分で食べさせるともっとひどくなるのではと心配なのですね。特定の食べ物で、口周りだけではなく唇や顔が赤くなったり、ゼーゼーしたりする場合は食物アレルギーの可能性もあるので、ぜひかかりつけの小児科医に相談しましょう。でも、どんな食べ物でも口周りが赤くなるだけなら、接触性皮膚炎かもしれません。食べ物だけでなく、ミルクでも起こっていたかもしれません。

対策①　食事や授乳の前に、口の周りに軟膏を塗って保湿することで対処できるかもしれません。食後に優しく拭き取ります。

対策②　お子さんは、自分で食べたい気持ちが出てきて練習中です。お子さんの気持ちを尊重し、スプーンで食べたがったら渡す、手づかみしやすい食べ物を出して、大人も一緒に楽しむようにされてはいかがでしょうか。

対策③　食事中に、子どもの顔や手を拭くことは、子どもにとってのプライベートゾーン（→ p.7 参照）を拭くことになります。目に食べ物が入った時を除いて、子どもから拭いてほしいサインが出るまでは様子見でもいいでしょう。手をヒラヒラさせたり、手を合わせたりした時は、「おてて拭いてほしい？」と聞いてから拭いてあげましょう。

対策④　子どもの椅子にループ付き手拭きタオル（→ p.7 参照）をかけておくと、だんだん子ども自身で拭くようになるかもしれません。

対策⑤　食べ終わって椅子から下りてからきれいにしてあげましょう。そう

すると親子とも落ち着いて食べられるのではないでしょうか。

背景・解説　食べ物が触れた口の周囲が赤くなるだけでなく、唇が腫れる、触れていない場所も赤く腫れる場合やゼーゼーや咳などの症状が出る場合は食物アレルギーの可能性も否定できないので、かかりつけ医に相談しましょう。そうでない場合は、軟膏などであらかじめ口周囲を保護した上で、子どもの食べたい気持ちを尊重して、食べる様子を見守ります。子どもは汚したり失敗したりしながら食べ方を学んでいきます。子どもがうまくいった時に、「いいね、パパも」などと言いながらかっこよくスプーンを口に入れたり、かじったりすると、子どもはもっと得意になりますし、食卓が楽しくなるかもしれません。ループ付き手拭きタオルを椅子に引っ掛けてそれで拭く習慣をつけさせると、親も落ち着いて食べられます。

POINT 🍴 食物アレルギーと接触性皮膚炎は違う

参考資料 1. 神奈川県小児保健協会. 偏食外来パンフレット. ステップアップ編.

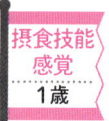

摂食技能
感覚
1歳

汁物の汁しか飲みません

▶▶▶ 汁と具とは全く違う食べ物なので、はじめは別々に出す

質問 味噌汁は汁だけ飲み、具は食べません。汁かけうどんは食べず、麺だけ出すと食べます。具も一緒に食べさせるにはどうしたらいいでしょうか。

回答 せっかく具だくさんの汁物を作っても食べないし、味噌汁は具が入っていると食べず汁だけ出すと飲む、うどんは汁に浸かっていると手を出さないけれど麺だけ取り出すと食べる。よくある状況ですね。

対策① お子さんにとって汁と具という違う食感のものが混ざっているものはモンスターかもしれません。具だけ取り出すと扱いやすそうでお友達感が出て、手を出しやすくなるかもしれません。ずっとそのままではと心配ですか。大丈夫です。

対策② お友達だと納得すると、そのうち汁と一緒に食べられるようになるでしょう。

▶▶ **Q58、Q59 参照**

背景・解説 食べることの練習中は食感の違うものが混じっていると、難易度の高い食べ物になります。具と汁を分けて別々に出す、具も食材ごとに別々に分けてお皿に置く（別盛り→ p.7 参照）などがヒントになります。

> POINT 🍴 食感の違う具材は別盛りに

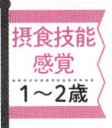
摂食技能
感覚
1〜2歳

小さくしないと食べません

▶▶▶ **大・中・小サイズ遊びでステップアップを**

質問 手づかみサイズのものを出しても手をつけないので、一口大に小さくして出しています。すると自分で口に入れます。

回答 お子さんにとって、同じ食べ物でも小さいと可愛くて安心して口にできるけれど、大きいと少し怖い＝モンスターだと感じてしまうのかもしれません。

対策① 小さいと食べるということはその食べ物自体には抵抗がないのでしょう。でも、大きいと怖いかもしれないし、まだかじったりかんだりすることに慣れていないのかもしれません。

対策② お父さん○○、お兄さん○○、赤ちゃん○○などと言いながら、食卓で大・中・小サイズに切って、みんなでワイワイ食べてみてはいかがでしょう。楽しいムードだと、はじめは赤ちゃん○○を食べていたお子さんがお父さん○○にも手を出したり、お父さんの真似をしてかじってみたら大丈夫というふうに、だんだん食べられるようになるかもしれません。ゲーム感覚で楽しみながらやってみましょう。

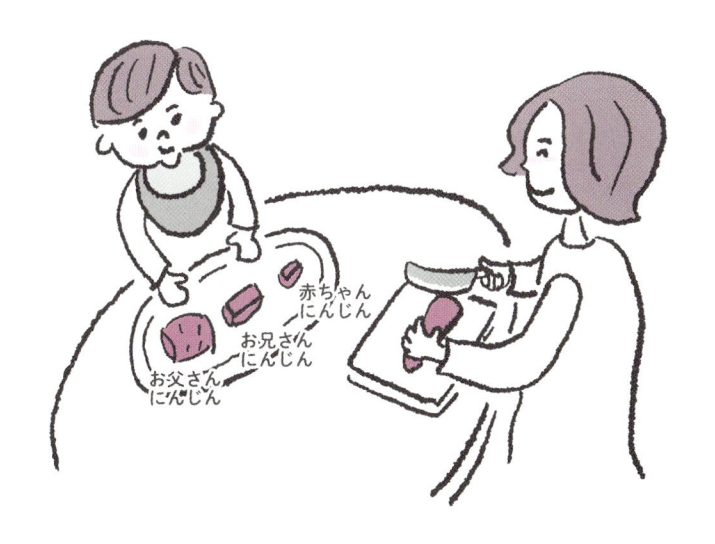

背景・解説　小さくすると食べるが、ちょっとでも大きくすると嫌がって食べない場合、次の2つの理由が考えられます。①かじったり、噛んだりする技能がまだ未熟なので噛めない。②大きいと怖くなって手が出ない。①の摂食技能が未熟なのでまだ噛めない場合は、子どもの運動面での発達がゆっくりで、座る姿勢が不安定であったり、ひとり歩きがまだだったりする場合です。この場合は、食卓での座位の安定をもう一度見直し、子どもの運動能力が発達してくるまで待つことも検討します。②の大きいものが怖い場合、例えば、現在機嫌よくかじったり噛んだりできるものの硬さに近いものでバリエーションを増やす、食卓で本人の目の前で大・中・小に切り分けて、今食べている一口とのつながりを見える化することで安心させる、などの対応が考えられます。実際は、理由が重なっていることが多いようです。

POINT 🍴 遊び心でモンスターをお友達に

食べたものを吐きます

▶▶▶ 食べることを強制しない

質問 食べ物を口にすると吐き出してしまいます。病気なのでしょうか。好きなものの時は吐き出すことはありません。

回答 お子さんが食べたものを吐くため、何か病気でもあるのではと心配になるのですね。でも、食事時だけで、しかも好きなものは吐かないし、普段は元気とのことですから、病気ではなさそうですね。年齢が低いうちは食べさせられて嫌だと思うと口から出すかもしれません。また、親に食べなさいと言われて嫌々口にする状況で吐き出すこともあるかもしれません。

対策① 吐くことを心配する前に、親が食べることを強制しているのならそれをやめましょう。自分でスプーンや手づかみで食べることができる場合は、周りが食べさせることをやめましょう。

対策② ストレスのない環境で、子どもがリラックスできるようになれば、「これ何だろう」と興味を持てば新しい食べ物にも手が出るかもしれません。興味があるものが友達になったら噛み始め、そのうち口から出さなくなるでしょう。

背景・解説 親の役割は、1日4〜5回、食卓で、自分たちが食べたいバランスの良い食べ物を出して、子どもと一緒に食べることです。子どもの役割は、出されたものを食べるのか食べないのか、どのくらい食べるのかを決めることです（→ p.7 参照）。子どもが吐く場合、出されたものがまだモンスターのように思えて食べたくなかったけれど、親が無理やり食べさせたと感じた時です。言葉で気持ちを表現できないので吐くという行動に出たのです。強制されない環境で、大人が楽しく食べているのを見ると、子どもは自分で必要なものを選び取り、必要な量を食べるようになると信じましょう。

POINT 🍴 「吐く」時の子どもの気持ちを考えてみよう

参考資料 1. 大山牧子. 子どもの偏食外来. 診断と治療社；2023．p.55-9, 79.
2. 神奈川県小児保健協会. 偏食外来パンフレット. 心の準備編.

栄養
1歳9か月

体重が増えません

▶▶▶ 体重の数値ではなく、お子さんなりに成長曲線に沿っているかがポイント

質問 お腹の中での育ちがゆっくりで、予定日近くに生まれたにもかかわらず 2300g で生まれました。1 歳半を過ぎても体重が増えないのが心配です。1 歳半健診でも、「少食で、落ち着いて食べない」に思わずマルをつけました。医師からは特に指摘はありませんでしたが、生活指導では「食べる量をもう少し増やしてみましょう」と言われました。しかし思うようにはいきません。

回答 生まれる前から小さいことを心配していて、1 歳半を過ぎても体重がなかなか増えないように感じられ、しかも少食で困っておられるのですね。医師から指摘がなかったとのこと、ご家族から見ても元気でよく動き回っておられるのではないでしょうか。眠ることに困っていなくて、うんちを出すことでも困り感がなければ（便秘でなければ）、生活のリズムはまずまずできているようでいいですね。

対策① 食べさせようとしない：食べる量を決めるのは子どもの役割です（食卓における親子の役割分担→ p.7 参照）。スプーンや箸で直接与えるだけではなく、何気ない言葉、親の表情、今まで食べた最高量＋アルファの盛り付けなどが強制になっていないかチェックしましょう。

対策② 落ち着いて食べるために、親が良い見本となる：子どもに落ち着いて食べてもらうには、親がどっしり落ち着いて座って楽しく食べることです。親が食事中に調味料や忘れ物を取りに離席すると、子どもも気が逸れて落ち着かなくなります。準備万端で座ったら、食事中はできるだけ立たなくて済むようにしましょう。

背景・解説 お子さんが低出生体重ですと、親だけでなく医療者もつい体重を増やそうと母乳やミルクをしっかり飲ませよう、離乳食もたっぷり与えなければと思いがちです。でも、子どもは自分で必要な量を飲んだり食べたりするものです。お子さんの身長が本人なりの成長曲線に沿っているようなら、成

長に必要な栄養は摂れていると考えてよいかもしれません。

　週数の割に小さく生まれたお子さんは、食べムラが出やすい傾向があります。食事の時間と空間の枠組みは親が作り、一緒の食卓を囲むこととし、子どもは必要なものを必要な量選び取る力があると信じて見守りましょう。

POINT 🍴 子どもは必要なものを必要な量選び取る力があると信じる

参考資料　1. 大山牧子. 子どもの偏食外来. 診断と治療社；2023. p.55-9.
　　　　　　2. 神奈川県小児保健協会. 偏食外来パンフレット. 心の準備編 / ステップアップ編.

**栄養
心理社会
1歳8か月**

食べられる品数が少なく、
保育所でも食べない、飲まない

▶▶▶ まずは保育所で安心・安全を感じられるように

質問 離乳食時から食べ物を受けつけず、1歳頃からやっとパンを食べられるようになりましたが、1歳8か月の今でも食べられる物が少ないです。1か月前から保育所へ通い始めたものの、昼食もおやつも食べない状況が続いており悩んでいます。保育所ではコップで水分補給をするのですが、そもそも口に入れることが苦手なため、保育所では水分も摂れていない様子です（家ではストローマグで水分を摂っています）。

回答 食べられる品数が少なく、保育所で何も食べてくれないし、水分補給もままならずお困りなのですね。

チェックポイント お子さんはミルクを飲んでいますか。食べられる品数が少なくミルク摂取量も少ないようなら、小児科で栄養評価をしてもらうことも考えましょう。さて、自宅では座って自分から手づかみでパンを食べるようになったのですね。良かったですね。

対策① 入所して1か月と日が浅いので保育所はお子さんにとってまだ安心な場所ではないのかもしれません。親が保育士を信頼していることを子どもの前でアピールすると、子どもも保育士に慣れるかもしれません。

対策② パンを食べる様子はいかがですか。かじりとって噛んでいますか。食べる機能をゆっくりアップできるように見守りましょう。パンの種類をほんの少しずつ変えて食べ飽きないように、わずかな違いに耐えられるように。

対策③ 保育所と相談して、自宅で使っているストローとコップまたはストローマグを持参する方法もありますね。慣れてくると、お友達と同じコップで飲みたくなるかもしれません。

背景・解説 食べることに課題のあるお子さんは、心配性で用心深いタイプが多いです。新しい食べ物だけでなく、新しい場所、毎回違う保育士になかなか慣れないことがあります。信頼している親が、保育士を信頼している様子を見ると、「この人、大丈夫かも」と思えるかもしれません。大丈夫な人がいる場所だとわかると安心し始めるでしょうし、本人に余裕が出てくると他のお友達にも興味がわいてくるでしょう。じっくり、新しい環境と人に慣れ、安心安全な場所にすることで、食べることもできるようになることが多いです。

POINT 子どもは安心安全と感じられたら食べ始める

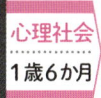

心理社会
1歳6か月

気分によって食べたり食べなかったりします

▶▶▶食べるより遊ぶことが好きなタイプには環境調整を徹底する

質問 ミルクの時もあまり真面目に飲んでくれなかったのですが、取り分け食になり、食事時間が来ても遊びに夢中になってなかなか食べたがりません。昼寝もしたりしなかったり、夜の寝る時間もバラバラです。何を食べないというのではなく何でも食べるのですが、とにかく量が少なく、食べるかどうか全く予測がつきません。結果的に、起きている間はいつでも食べられるように食べ物を出しています。本人はちょこちょこつまみに来ますが、量は少ないです。元気はあって体重は軽いなりには育っています。

回答 遊びに夢中で食事時間が来ても食べたがらない、昼寝もバラバラで予測がつかず困っておられるのですね。お子さんはおそらく睡眠覚醒リズムがうまく調整できないのだと思われます。

対策① まずは、眠る時間と起きる時間を決め、起きている間は2.5〜3時間ごと、15〜30分の食事時間と決めます。夕食と風呂は就寝の1時間前までに済ませ、激しい遊びもやめさせます。その頃から部屋を暗くします。テレビ、ビデオなどLED機器はオフです。年齢的に3回食と2回の軽食で5回食べる機会を与えるといいでしょう。昼寝にあたったらその回はパスします。

対策② 親は食卓に座り一緒に食べます。食事の開始予告と終了予告をします。本人が食卓に来なくても大人は食べ始め、終わりの時間が来たら予告して終了し、片付けたら次の食事時間まで食べ物は出しません。気まぐれに食べたがったとしても「さっき食べていないから出そう」「前回食べたから」とはしません。食べる時間を子どもに合わせると時間の枠組みを作れません。あくまでもいつ食べ物を出すかは親の仕事です。大人によって態度が違う、同じ親でも気分によって態度が違うは禁物です。1回でも要求が通ると、子どもは「いつでも自分が欲しがったら親は出す」と学習し、子どものペースになってしまいます。「食事の場所と時間の枠組みを作るのはしつけではなく親の仕事」です（食卓における親子の役割分担→ p.7 参照）。親の仕事を

69

子どもにさせるとバトルが起こります。子どもの仕事は「決まった時間と場所で出されたものを、食べるのか食べないのか、食べる量を決める」ことです。家族で話し合って「えいやっ」と実行してみましょう。

背景・解説　食べるより遊ぶことが好きなタイプの中に乳児型食思不振症といわれる特徴を持つ子どもがいます。それは、「食べる品数は結構ある（通常 20 以上）が食べる量が少なく、その日によって食べる食べないが全く予測できない」「子どもはほっそりしていて、一人っ子のことが多く、両親ともとても心配して子どもに干渉している」、哺乳歴を聞くと「母乳でもミルクでもチビチビ飲みで、眠い時に意識して飲ませていた（覚醒レベルの調節不全）」という場合です。このタイプは、起きている限り動き回り、遊びが大好きで交感神経優位です。座って食べるという副交感神経優位にする状況を退屈と感じ、遊び食べがなかなか治りません。

> **POINT** いつ食べるか、どこで食べるか、どのくらいの時間で食べるか、決めるのは親の仕事

参考資料　1. 大山牧子. 子どもの偏食外来. 診断と治療社；2023. p.28, 82-93.

感覚
摂食技能
1歳6か月

白いものしか食べない、かじらない

▶▶▶ 「白いものは食べる」がヒント

質問 色のついたものを食べません。形のあるものは噛まず丸飲みします。

回答 お子さんが白いものしか食べないこと、丸飲みしがちなことが気になっておられるのですね。まず色ですが、この年齢は色で食べ物を判断する時期です。白いもの、クリーム色、薄茶色を好みます。また、現在食べているもので、かじるものは何でしょうか。それが丸飲みを解決するヒントになります。

対策① まずは、ストレスなく座っていられることです。椅子と食卓は体格に合っているか、大人が同じ食卓で食べているかをチェック。

対策② 白に似た色の食べ物に慣れていく：大人と同じ食卓で、大人のメニューから白に近い薄黄色、薄茶色のものがあれば、「これ白いね」と言いながら大人が美味しそうに食べます。子どもが注目したら、さりげなく一切れ子どもの前に出してみましょう。手を出すかもしれません。

対策③ 形のあるものをかじって噛むゲームを：時間の取れる休日の午後のおやつタイムなどに、本人も好きな色の食べ物をスティック状の手づかみ食にして、親子でカミカミタイムをつくってみましょう（親と子どもそれぞれの前に置くのがコツ）。例：スルメ、ほしいも、ドライフルーツ。カリカリが苦手な場合は、皮付きリンゴの輪切など。　　　▶▶ Q51 参照

背景・解説 　1〜2歳頃は白、レモン色、薄茶色を好みます。安心する色の食材を単品でいろいろと出していくと、馴染みになり、色が濃くなっても抵抗がなくなっていくことが多いです。かじって噛む練習は、好きな色・味のものでゲーム感覚で練習していくと、噛む力がついてきます。噛まないいないからといって、かじったり噛んだりしなくても食べられる柔らかいものを一口サイズで出してばかりいると、食べる機能を伸ばせません。

POINT 今食べられる色、食感からスモールステップで変化をつけよう

参考資料 　1.大山牧子. 子どもの偏食外来. 診断と治療社；2023. p.114.

食行動 1歳

自分のお皿にあるのに、大人のお皿の同じものを欲しがります

▶▶▶ **自分のお皿のものも大人のお皿のものも区別できない年頃です**

質問 自分のお皿にあるのに、大人のお皿の同じものを欲しがります。そのわりに一口かじってまた新しいものを欲しがります。

回答 同じ食べ物なのになぜ大人のお皿のものを欲しがるんだろうと不思議に思うかもしれません。子どもにとって大人のお皿のものは自分のお皿のものと違って面白く感じるのかもしれません。この年齢では自分のお皿のものも、大人のお皿のものも、さらに大皿のものも区別がつかないかもしれません。

対策① はじめから大人のお皿（または取り分け大皿）に置いておいて、そこから少しずつ取らせる。

対策② ①の方式でやると大人が食べる分まで食べてしまい、明らかに栄養過多になる場合、主菜は各自のお皿に盛って、「これは〇〇ちゃんの、こっちはママのもの」と教えていく。

対策③ 年齢が進むとだんだん自分のものと他人のものの区別がついてくるでしょう。ただ自宅で、特に好物の主菜の場合、他人の分を取りたがることはよくあります。所有がわかるようになるまでは、量に余裕を持って用意することも考えましょう。　　　　　　　　　　　　　　　▶▶ Q43、Q44 参照

背景・解説 就学年齢までの子どもは、自分のお皿のものも隣のお皿のものも違いがないと思っているそうです。ですので、ひと口だけ食べて、本人のお皿にまだ食べ物があるのに、みんなのお皿や大人のお皿から同じ食べ物を食べたがることは普通にあることです。ここで行儀が悪いと叱っても、子どもには意味が理解できません。

POINT 🍴 お皿の区別がつくまで注意しない

参考資料 1. 大山牧子. 子どもの偏食外来. 診断と治療社；2023. p.86.

食べ物を一口かじっては、大人のお皿のものを取ってかじります

▶▶▶ 一口かじりのゲームを楽しんでいるのかも

質問 大人と同じものを子どものお皿に置くと、自分のお皿のものを一口かじっては、それを持ったまま、大人のお皿のものを欲しがり、それをとっては一口かじるを繰り返します。

回答 同じ食べ物なのになぜ大人のお皿のものを欲しがるんだろうと不思議に思うかもしれません。子どもにとって大人のお皿のものは自分のお皿のものと違って面白く感じるのかもしれません。また、揚げ物などに多いですが、一口かじってはまた新しいものを一口ずつかじるという行為もよくみられます。揚げ物の衣が気に入り、はじめの一口を楽しんでいるのかもしれません。

対策① 食べているがあまりしてほしくない行動なので、褒めたり叱ったりと反応せず、親は自分の食事を続けましょう（知らんぷり作戦→p.6 参照）。

対策② 一定期間この行動が続いてもどこかで止まることが多いです。

対策③ 「だめ」とか「同じでしょう、なぜ」とか反応すると、面白がっていつまでも続けることがあります。

▶▶ Q42、Q44 参照

背景・解説 就学年齢までの子どもは、自分のお皿のものも隣のお皿のものも違いがないと思っているそうです。ですので、一口だけ食べて、本人のお皿にまだ食べ物があるのに、大人のお皿から同じ食べ物を食べたがることは普通にあることです。ここで行儀が悪いと叱っても、子どもには意味が理解できません。

POINT 🍴 お皿の区別がつくまで注意せず、知らんぷり作戦を！

参考資料 1. 大山牧子. 子どもの偏食外来. 診断と治療社；2023. p.86.

食行動 1歳

大皿盛り・個別盛りどっちが正解？

▶▶▶ **どちらとも言えません。明らかに食べすぎる場合は個別盛りに**

質問 大皿に盛って、子どものお皿に取り分けてあげています。でも、同じものが自分のお皿にあるのに、大人のお皿のものを欲しがります。結局親のお皿のものをどんどん取って食べてしまい、大皿取り分け方式が機能しません。

回答 同じ食べ物なのになぜ大人のお皿のものを欲しがるんだろうと不思議に思うかもしれません。子どもにとって大人のお皿のものは自分のお皿のものと違って面白く感じるのかもしれません。この年齢では自分のお皿のものも、大人のお皿のものも、さらに大皿のものも区別がつかないかもしれません。

対策① はじめから大人のお皿（または取り分け大皿）に置いておいて、そこから少しずつ取らせる。

対策② ①の方式でやると大人が食べる分まで食べてしまい、明らかに栄養過多になる場合、主菜は各自のお皿に持って、「これは○○ちゃんの、こっちはママのもの」と教えていく。

対策③ 年齢が進むとだんだん自分のものと他人のものの区別がついてくるでしょう。ただ自宅で、特に好物の主菜の場合、他人の分を取りたがることはよくあります。所有がわかるようになるまでは、余裕を持って用意することも考えましょう。

▶▶ Q42、Q43 参照

背景・解説 就学年齢までの子どもは、自分のお皿のものも隣のお皿のものも違いがないと思っているそうです。ですので、一口だけ食べて、本人のお皿にまだ食べ物があるのに、みんなのお皿や大人のお皿から同じ食べ物を食べたがることは普通にあることです。ここで行儀が悪いと叱っても、子どもには意味が理解できません。

> **POINT** 🍴 どのお皿が自分のものか、子どもが理解できるまで待とう

参考資料 1. 大山牧子. 子どもの偏食外来. 診断と治療社；2023. p.86.

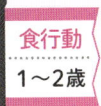

食行動
1〜2歳

遊び食べがひどい

▶▶▶子どもは親が叱ると嬉しくなって、その行動を続けてしまう

質問 食べはするのですが、遊び食べがひどいです。食べ物をわざと払いのけたり、床に捨てたりします。

回答 遊び食べ全開期ですね。払いのける、床に捨てる行為の背景には何があるのでしょうか。きっと、「これをやったらママがこっちを向いてくれる」と期待しているのでは？

対策① してほしくない行動には「知らんぷり作戦」（→ p.6 参照）。口だけでなくその行動を見たり、子どもにしかめっ面を見せたりするのも立派な注目になるのでやめます。

対策② してほしい行動には注目。つまりここでは「してほしくない行動をやめたら」直ちに「ニコッ」。問題行動対策の第 2 弾は下記の解説を参照。

背景・解説 食べ物を投げるのは問題行動です。食べ物を投げるという行動で子どもは何を伝えたいのでしょうか。低年齢の子どもでは、深く考えずにまたは反射的に戦闘反応をしてしまいます。新しい食べ物は子どもにとって馴染みのないモンスターみたいなものなので（特にたくさん出すとモンスターが大量に勢ぞろいしているわけで）、反射的に視線から外したくなり投げることが多いです。

　遊び食べへの対策としては以下のようなことがあります。

①問題行動には注目しない：1 歳前半の子どもの場合は、親が注目をやめると比較的早期に飽きてやめます。

②子どもの気持ちにネーミングを付けて対処する、お約束を述べる：「おやおやー、食べ物さんは机にいるよ。○○ちゃんが心配なら、ここに片付けてもいいよ」

③「〜してもいいね」フレーズで適応行動を提案する：投げる以外の行動に変えられるよう提案をします。例「食卓の向こうに押してもいいね」「ボウルに入れてもいいね」（ポイポイボウル→ p.6）。また、投げることを意味のある遊びに変えます。例「おー、食べ物さんはテーブルにいるよ。代

わりにボウルに入れて遊べるよ」。

④それでも投げ続ける場合は、気持ちを切り替えられるような行動の提案を
する。

> **POINT** 遊び食べする子どもの気持ちを言語化、ゲーム感覚で切り替えを

参考資料 1. 大山牧子. 子どもの偏食外来. 診断と治療社 ; 2023. p.87.
2. 神奈川県小児保健協会. 偏食外来パンフレット. はじめの一歩編 / まんが編③.

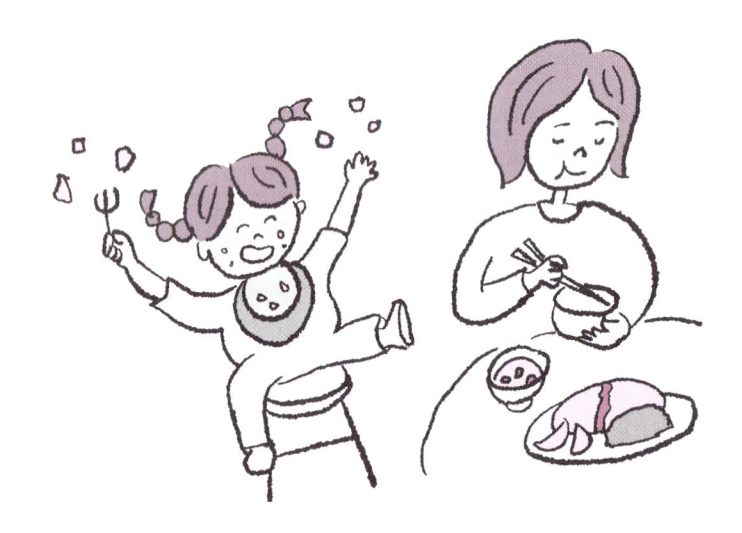

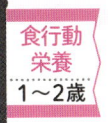

**食行動
栄養
1〜2歳**

大人の食べているものばかり欲しがります

▶▶▶ **子どもは大人の真似をしたい**

質問 子どもには薄味のものを与えたいので、食事を別に作って出しています。でも、大人の食べているものばかり欲しがり、子ども用のものを食べようとしません。

回答 塩分が強すぎるもの、スパイシーなものは子どもには与えてはいけないと、気をつけておられるのですね。それなのに、せっかく作ったものを食べずに大人用のものばかり欲しがって困っておられるのですね。子どもは物真似が大好きです。大人が食べているものを同じように真似て食べたい気持ちがいっぱいで、目の前の自分用のものに興味がわかないのかもしれません。また、特に離乳食のドロドロのものを出し続けていると、歯応えを求めて大人の食べ物に興味を示すかもしれません。

対策① ぜひ、親子で同じメニューにしてみてください。全体に薄味にしておくとシェアできます。2歳以下でも生もの以外は取り分け食として同じメニューにしましょう。

背景・解説 ①塩分について：取り分け食の塩分が気になる場合は、家族全員がWHOの食塩摂取基準（6g/日）を意識して薄味にし、大人は食卓でスパイスなどで追い味をしてはどうでしょうか。子どもは初めて食べるものをドカ食いはしません。今は塩分を気にする時期ではなく、バラエティを増やす時期です。そのメニューが気に入り、しっかり噛めるようになると、唾液と混じって味がわかるようになり、だんだん薄味にしていけます。

②スパイシーな味付けは味覚を刺激し、食欲を高めるものです。食べない子どもの中にはスパイシーなもの、例えば薄めのカレー味、胡椒や唐辛子などの辛味のあるものを好むことがあります。まずは、食べることが楽しくなることが大事です。

POINT 大人が薄味にして、みんなで食事を楽しもう

食行動
1〜2歳

大人のスプーン、フォーク、お箸、コップを使いたがります

▶▶▶ **子どもは大人の真似をしたい。しばらく大人用の食具は片付けておく**

質問 子どもには手づかみと子ども用のスプーンを出しているのですが、大人用のスプーンやフォーク、お箸を使いたがります。また、大人がガラスコップで飲んでいるとそれを使いたがります。

回答 子どもは物真似が大好きです。大人用のスプーン、フォーク、ガラスコップはまだ持たせるのが危険かもしれません。理由を言っても理解するのは難しいでしょう。

対策① スプーン、フォーク、コップなどの食具は子ども用のものを大人も使います。

対策② 大人のお箸を使いたがる場合は、お箸もしばらく出さず、大人も子ども用のスプーンやフォークで食べるようにします。見えないと使いたがることがなくなり、落ち着いて食べられるかもしれません。いつまでこの調子でやるのと思われるかもしれませんが、しばらくすると子どもが気にしなくなり、大人が自分達用の食具を使っても興味を示さなくなることが多いです。また、いつの間にかガラスコップから上手に飲めるようになっていることもあります。

対策③ お箸を使い始める場合は、食卓ではなく、ままごと遊びにお箸を使うことを取り入れ、できるようになったら、食卓にさりげなく置いておく方法もあります。　　　　　　　　　　　　　　　　　　▶▶ **Q48 参照**

背景・解説 子どもが大人の真似をするのはごく普通の発達で、大事なことです。ただし、大人の食器を使いたがってそれをやめさせるということにエネルギーを使うと、肝心の食べることへの関心が削がれてしまいがちです。バトルをやめるために、気になるものを一時的に目の前に出さないようにすることがシンプルな解決法となります。

POINT 🍴 子どもにとって安全な環境を整える

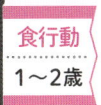

食行動 1〜2歳 大人用の椅子に座りたがります

▶▶▶**子どもは大人の真似をしたい。しばらく大人用の余分な椅子は片付けておく**

質問 子ども用の椅子を用意しているのに、嫌がって大人の椅子に座りたがります。

回答 子どもは物真似が大好きです。大人が食べる様子を見て同じ椅子に座りたくなるのは当然かもしれません。でも、大人の椅子では体格が合わず落ち着いて食べられません。理由を言っても理解させるのは難しいでしょう。

対策① 大人用の椅子は、その時使う大人の数だけ出し、残りは見えないところにしまいます。

対策② 食事の用意の時にあらかじめ、「これは○○ちゃんの椅子、これはママの椅子」などと遊びながら確認しておくのもいいかもしれません。子ども用の椅子と、その時食べる大人の分しかなければ、子どもは大人の椅子に座ろうとしなくなるでしょう。

対策③ 子ども用の椅子の座面におしりマーク、足台に足跡マークをつけておくと、自分から座りたがることがあります。 ▶▶ **Q47 参照**

背景・解説 大人用の椅子が余分に置いてあると、それに気が散って、いつまでも子ども用の椅子に座らないことがあります。子どもの目に触れないように片付けておくことがポイントです。また、気を引こうと子どもの好きなキャラクターをつけたり、ぬいぐるみをぶら下げたりすると、それで遊び始めるので NG です。

POINT 🍴 どこで（座る場所）を決めるのは親の役割、余分な椅子は見えないところに片付ける

参考資料 1. 神奈川県小児保健協会. 偏食外来パンフレット. まんが編④.

立ち歩くので追いかけて食べさせています

食行動
1歳

▶▶▶ **立ち歩く子どもの気持ちを想像してみよう**

質問 座っていられなくてすぐ立ち歩くので、遊んでいるところを追いかけて食べさせています。これでいいのでしょうか？

回答 栄養のあるものをせっかく作っても立ち歩くので、仕方なく追いかけて食べさせてしまうのですね。どんな時に立ち歩くのでしょうか。はじめは座るけれど、途中で飽きて椅子から下りて遊び始めるのでしょうか。原因としては、①子どもなりに十分食べたと感じた、②座っていると親が食べさせにくるので嫌になって逃げる、③リビングでテレビの音がしたりおもちゃが気になったりして座っていられない、などがあるかもしれません。

対策① はじめは座っていくらか食べたのなら、それは子どもが決めたこと、親は食べさせません。

対策② 食卓で言葉や行動で強制があると、歩けるようになったら、子どもは逃げ出します。よって、食卓では一切の強制をしません。

対策③ 食事の場で子どもの気が散るような視覚・聴覚刺激は避けます。例えば、食事中はながらなしにしていても、きょうだいや大人が先に食べ終わってテレビを見始めたりゲームを始めたりすれば気になります。「家族みんなが食べ終わったら、テレビを見よう、ゲームをしよう」などとあらかじめルールを決めておきましょう。

対策④ 椅子から降りて立ち歩くとママが食べさせにくるというゲームになっていることあります。ゲームオーバーするにはすっぱりやめることです。また、立ち歩きで食べさせることは誤嚥のリスクにつながります。 ▶▶ **Q50 参照**

背景・解説 「食事は食卓で」を守ります。子どもの辞書に「食事は食卓で」というのはありません。しつけでなく、食事の場所を決めるのは親の役割です（→ p.7 参照）。

POINT 🍴「どこで」を決めるのは親の役割：「食事は食卓で」

参考資料 1.大山牧子．子どもの偏食外来．診断と治療社；2023．p.83-93.

食行動
1〜3歳

食卓に座っていられません

▶▶▶ **どんな時なら座っていられるかがヒント**

質問 1〜3歳の現在まで、食事中椅子に座っていられなくて困っています。

回答 3歳にもなるのにいまだに座って食べてくれなくて困っておられるのですね。「なぜ」と思いがちですが、逆にどんな時なら座っていられるでしょうか。例えば、①好きな食べ物がある間は座るが、なくなるとすぐ離席して遊びに行ってしまう、②はじめはなんとか座るが、親が食べさせていると嫌がり出し、離席してしまう、③そもそもはじめから座ろうとしない、などがあります。

　よくある状況として、子どもが座らないと親は「座りなさい」と言います（命令）。好きなものだけ食べて立つと、「まだだめ」と言います（否定）。食べ残しがあると、「残したらダメ」と言います（ダメ出し）。子どもは命令、否定、ダメ出しをすると、かえってしてほしくない行動を続けがちです。

対策① 好きな食べ物があれば座っていられる場合：好きな食べ物がある限り、周りの人を見たり、周りの人が食べているものに注目したりすることは少ないです。家族の食べる様子を見たり、家族の食べ物に注目したりすることを目的に、本人の食べられるものを少量ずつ（年齢×大さじ1杯程度ずつ）出し、同時に家族が食べているものからほんの少しずつセットでお皿に出します。好きなものがなくなりおかわりを欲しがったら、それを少量出します。これらを繰り返します。

対策② 座らない理由はさまざまですが、「強制しない」「時間と空間の調整」「食卓での役割分担」（→ p.7 参照）の3つをやってみてください。子どものしてほしくない行動の裏に本当の理由や気持ちが隠れているのが見えてくるはずです。　　　　　　　　　　　　　　　　　　　　▶▶ **Q49 参照**

背景・解説 座ろうとしない、座っていられない理由はさまざまです。子どもの意思に反して食べることを強制しても好転しません。強制はせず、年齢相当の生活リズムと食事環境を作ることが基本です。

POINT 🍴 座らない理由を考えよう

参考資料 1. 大山牧子. 子どもの偏食外来. 診断と治療社；2023. p.83-93.
2. 神奈川県小児保健協会. 偏食外来パンフレット. 心の準備編／はじめの一歩編／ステップアップ編.

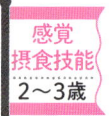

感覚
摂食技能
2～3歳

白いものしか食べません

▶▶▶ 「白いものは食べる」がヒント

質問 白いご飯しか食べません。あとは牛乳だけです。

回答 白いご飯と牛乳だけの偏った食事になり困っておられるのですね。子どもは食材ではなく色で判断しがちです。白は乳汁の色なので安心なのかもしれません。また、ご飯はあまり噛まなくても飲み込めるので、前歯でかじって奥歯で噛んで飲み込むことが苦手なのかもしれません。

対策① おやつの時間などに、軽食として、例えば白い色のうどんを汁なしで出し、親子でかじってみる。柔らかめの麺類は喉越しがいいので、前歯で噛めばあとは楽かもしれません。

対策② 受け入れられれば、薄黄色、レモン色、薄茶色のものを少しずつ出していきます。硬いものは油を使った料理が比較的受け入れられやすいです。うどん、スパゲティ、そうめん、サラダチキン、チキンナゲット、魚のフライ、さつまいもやじゃがいものスティック、唐揚げ、天ぷら、ツナ、大根、など。

対策③ 子どもは食材で選ばず、色で選んでいます。3歳頃になると混ぜたりごまかしたりすることは効果がなく、親子の信頼関係を損ないます。

対策④ 牛乳の摂取量は？　1日700～800mL以上飲んでいると、食べ物を食べなくなるかもしれません。また、1L以上になると鉄欠乏をきたすこともあります。牛乳もカロリーがありますので、例えば朝食と午後の軽食時だけ150～200mLずつ出し、食間はお茶か水にしましょう。　▶▶ Q41 参照

背景・解説　食べることに課題があると、2歳を過ぎると食べられるものが固定し、それまで食べていたものも食べ飽きて、さらに品数が減っていきやすいです。食事の場所・時間を年齢相当にし、3食と午後の軽食時以外は牛乳、ジュース、お菓子などカロリーのあるものは出さないことを徹底しましょう。また、食べられるメニューが20以下のようなので小児科での微量元素欠乏の評価と対応を検討してください。

POINT 今食べられる色、食感からスモールステップで変化をつけよう

参考資料 1. 大山牧子. 子どもの偏食外来. 診断と治療社; 2023. p.98.

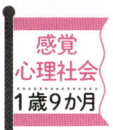

ご飯を食べてくれません

▶▶▶ **今好んで食べる食べ物の食感がヒント**

質問 1歳9か月です。ご飯を食べずに困っています。ラスクやカリカリとしたお菓子は食べます。牛乳も飲むのですが…。いつかは食べるだろうと思っていますが、何か他にできることはありますか。

回答 お子さんがご飯を食べてくれなくて困っているのですね。ラスクやカリカリしたものを好むのがヒントです。

対策① カリカリ食品で品数を広げていきましょう。炭水化物も、カリッと焼いたトースト、食パンの耳のカリカリ焼き、フランスパンの皮などはいかがでしょう。また、タンパク質となる主菜（鶏唐揚げ、メンチカツ、コロッケ、魚のフライ、チーズのカリカリ焼きなど）を出していきましょう。焼き餃子、アメリカンドッグなども表面がカリカリの澱粉なのでかじるかもしれません。はじめは衣から慣れると中身の肉も知らないうちにかじっているかもしれません。

対策② カリカリなら食べると言っても、3食にはお菓子を出さないのも大事です。お菓子は軽食（スナック）の時間に量を決めて出します。ラスクは朝食だけという手もあります。

対策③ ごはんは独特の粘りがあるので嫌がる子どももいます。焼きおにぎりにする、ご飯をたたいて五平餅みたいにする、俵型にまとめて握る、などしてもいいかもしれません。

対策④ 牛乳は好んで飲みますか。牛乳を出す場合は、朝と午後の軽食時間、夜寝る前くらいにし、1日合計500〜600mLまでとしましょう。昼食、夕食とセットにすると、牛乳でお腹いっぱいにする習慣になってしまうことがあります。

背景・解説 子どもは食べ物を素材で選ぶのではなく、見た目（色、形）と触った時の感触（触感）、そして口にした時の食感で好き嫌いを決めがちです。いったん嫌となった食べ物はその見た目、食感も嫌になり、食べなくなりがちです。それを無理に与えようとしてもうまくいきません。今好きな色や形

や触感のものでバラエティを増やしていくことで、品数が増えていきます。これらの食べ物の調理法を含めて「口腔感覚対応食」として提供している施設もあります。

POINT 🍴 「何を出すか」を決めるのは親の役割：好きなお菓子やスナックは軽食時のみ、３食は家族の食事を

参考資料　1. 山根希代子, 監修. 発達障害児の偏食改善マニュアル. 中央法規；2019.

JCOPY 498-14596

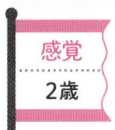

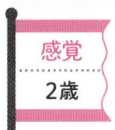

感覚 2歳

食べたことのない食べ物を見ただけで嫌がります

▶▶▶ 食べたことのないものはモンスター、子どもは視覚優位

質問 食べたことのない食べ物は、口に入れもしないで、見ただけで嫌がって触ろうともしません。

回答 用心深い（人見知りや場所見知りのある）子どもは、初めての食べ物を警戒します。子どもはもともと視覚優位なので、目で食べるわけではないのに見ただけで不安になり拒否しがちです。

対策① 強制のないストレスフリーの食卓で、親子の役割分担（→ p.7 参照）を守ることが基本です。リラックスできるようになると親や他の人が食べているものに興味を持ち、モンスターだと思っていた食べ物がだんだん友達になります。

対策② 子どもが食べなくても、その食べ物を親が好きで月に何回か食べていると、見て、触って、においで、かじってという順番でだんだん仲良しになっていくと信じましょう。例：子どもが食べ慣れた食べ物に似たような味の食べ物が食卓に出ていたとします。「これ、〇〇とおんなじだね」と言いながら親が美味しそうに楽しそうに食べましょう。何回かこういう機会があると、子どもはチャレンジしてみようとするかもしれません。

背景・解説 視覚優位の子どもの食べ物のバラエティを増やすために：子どもは、慣れ親しんだものに安心・安全を感じます。通常、初めての（食べたことのない）味の食べ物を拒否するものです。見ただけで嫌がるのは、子どもは大人以上に視覚優位で判断するからです。新しい食べ物は 2 ～ 3 日以上の間隔で 10 回以上出しましょう。食卓でストレスを感じない状況で大人が食べ慣れたものを食べていると、見慣れないものでも、だんだん馴染むようになっていきます。

POINT 🍴 新しい食べ物は 2 ～ 3 日以上の間隔で 10 回以上出す

参考資料 1. 大山牧子. 子どもの偏食外来. 診断と治療社：2023. p.87, 98.

<table>
<tr><td>感覚</td></tr>
<tr><td>2歳</td></tr>
</table>

特定の銘柄のものしか食べません

▶▶▶視覚優位の子どもはパッケージで食べるかどうか決めている

質問 ヨーグルトはダノンのプレーンと牧場の朝だけ、唐揚げやフライドポテトはマックのみ、ポテトはアンパンマンポテトのみと、食べるものが少ないだけでなく、銘柄指定です。どうしてでしょうか?

回答 同じ食べ物なのに○○のだけ食べるお子さんがいます。きっと子どもには子どもなりの理由があり、口で説明できないので、○○だけ食べる行動になっているのでしょう。今食べているものの特徴を考えてみましょう。大人にとって同じヨーグルトでも、メーカーによって酸っぱさや滑らかさが違います。色が付いていたりジャムが入っていたりと、色も食感も異なります。また、ヨーグルトの容器の色や柄を覚えていて、見て安心しているのかもしれません。揚げ物は、ディープフライのものはよりカリカリしているので好んでいるのかもしれません。パッケージや食品に好きなキャラクターが付いていると、素材そのものよりもそれに釣られて食べているのかもしれません。

対策① 食卓で目の前でパッケージから別の容器に出して、「おんなじだね」と言います。同じことを納得すると食べ始めるかもしれません。

対策② 容器に移して食べ出したら、メーカー違い、お店違いなどわずかな変化をつけたものを「これ、いつもとおんなじ」と言って出します。違うと言ってはじめは食べなくても、今日はこれだよと言って、いつもの食品は出しません。いつものが出てこないとわかると食べ始めるかもしれません。

対策③ わずかに違うものを増やして食べ飽きを防ぎます。 ▶▶Q55〜Q57 参照

背景・解説 顕微鏡的変化をつけて出したものを食べなかった時、お話の達者な子どもは「これは違う、いつもの○○出して」というかもしれません。この時、「○○は今日はないよ」と否定文を使わず、肯定文で「○○食べたいんだ、○○は今度出すね、今日はこれだよ」と言います。否定文を言うと子どもは怒るか泣くかになります。「〜なんだね、それは〜に出すね、今日はこれだよ」と、共感して、肯定文で約束し、キッパリと今日はこれと言うのがポイントです。

POINT わずかに違うものを食べなくても、元のものを後出しせず、「○○は今度ね」と約束

参考資料 1. 大山牧子. 子どもの偏食外来. 診断と治療社;2023. p.92.

アンパンマンカレーしか食べません

▶▶▶ パッケージ込みで馴染みの食べ物になっているかも

質問 アンパンマンのレトルトカレーは食べるのに、他のレトルトカレーや家で作ったカレーは食べません。どうしてでしょうか？

回答 カレーを含めて15～30品目以上の食べ物を食べられているでしょうか。

対策① 20品目以上の食べ物を食べられている場合：好き嫌いはあるものの家族と同じものは食べているが、カレーだけはアンパンマンカレーの場合、好みが合ったのかなと考え、家族がカレーの時、お子さんには同じカレーメニューとしてしばらくアンパンマンカレーにしてもいいかもしれません。年齢が上がると大人のカレーを食べてみたくなるかもしれません。

対策② 食べられるメニュー数が20品目以下で、数少ないおかずとしてのカレーがアンパンマンカレーの場合、食べ飽きる可能性があります。よく似た子ども用レトルトカレーを出してみる（ごく少量ずつ混ぜていくのもよい）、慣れてきたら他のカレーも試していくなど食べ飽きを防ぐとよいでしょう。

対策③ なお、子どもは味だけでなくパッケージで判断しています。どんな食べ物もパッケージから器に出した状態で子どもの前に置くことをお勧めします。

▶▶ **Q54、Q56参照**

背景・解説　パッケージと食べ物を切り離す作戦

　視覚優位の子どもは食べ物も、食べ物そのものだけでなくパッケージとセットで記憶しているので、パッケージが違うと全く違う食べ物と認識してしまうことがあります。ですから、はじめからパッケージから出して食卓に出すことをお勧めします。すでにパッケージに執着しているなら、食卓で子どもの目の前でパッケージからお皿に出します。パッケージを見せなくても食べるようになったら、別のメーカーのレトルトカレーを少しずつ加えていき、別メーカーのレトルトカレーだけでも大丈夫になる、さらに別のメーカーのレトルトカレーも食べる、自宅のカレールーも食べるようになる、というようなステップ（顕微鏡的変化）でバラエティを増やしていきましょう。

POINT はじめからパッケージを見せないのが基本

参考資料　1. 大山牧子. 子どもの偏食外来. 診断と治療社；2023. p.98.

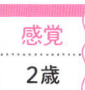

アンパンマンのスティックパンしか食べません

▶▶▶ パッケージ込みで馴染みの食べ物になっているかも

質問 もともと食べられるものが少なく、パンはアンパンマンパンしか食べません。

回答 どうしてパンはアンパンマンパンしか食べないのかと不思議に思われるのですね。お子さんは食べる場所に座ると苦手なものが多く、ストレスを抱えているかもしれません。そんな時、袋に好きなアンパンマンを見つけるとホッとして、そのパンは友達だと思っているかもしれません。

対策① パッケージから出した状態で出してみましょう。

対策② パッケージを見せなくても食べるようになったら、よく似たスティックパンを出す機会を作ります。お子さんがあれっという表情をしても、「いつもと同じパンだね」と言ってもいいかもしれません。食べるかどうかは本人が決めます。気づかれたと思っていつものアンパンマンパンを出すことはしません。

対策③ この要領で顕微鏡的な変化をつけながら、「ちょっと違うけど、まあいいか」と子どもが思えるように穏やかに対応します。

対策④ また、予防として、どんな食べ物もパッケージから器に出した状態で子どもの前に置くことをお勧めします。　　　　**▶▶ Q54、Q55 参照**

背景・解説 子どもは視覚優位です。母親の髪型が変わったら、誰よりも先に気がつく子どももいます。食べ物も、食べ物そのものだけでなくパッケージとセットで記憶しているので、パッケージが違うと全く違う食べ物と認識してしまうことがあります。ですから、はじめからパッケージから出して食卓に出すことをお勧めします。すでにパッケージに執着しているなら、食卓で子どもの目の前でパッケージから出して、「いつものパンだね」と一緒に確認します。納得して食べるようになったら、次からはパッケージを見せないで、「いつものパンだね」と言って出します。それでも大丈夫になったら、これまでのパンとちょっと見ただけではわからないくらい似た形と色のパンを出します。ここからは、違うと気がついても、「いつもの○○パンのお友達だね」

と言います。ここで、食べなくてもいつものパンを出さないのがポイントです。いつものが出ないとわかったら、食べ始めることが多いです。

POINT 🍴 「パッケージを見せなくても食べる」→「他のスティックパンも食べる」で顕微鏡的変化をつけ、食べ飽きを防ごう

参考資料 1. 大山牧子. 子どもの偏食外来. 診断と治療社；2023. p.98.

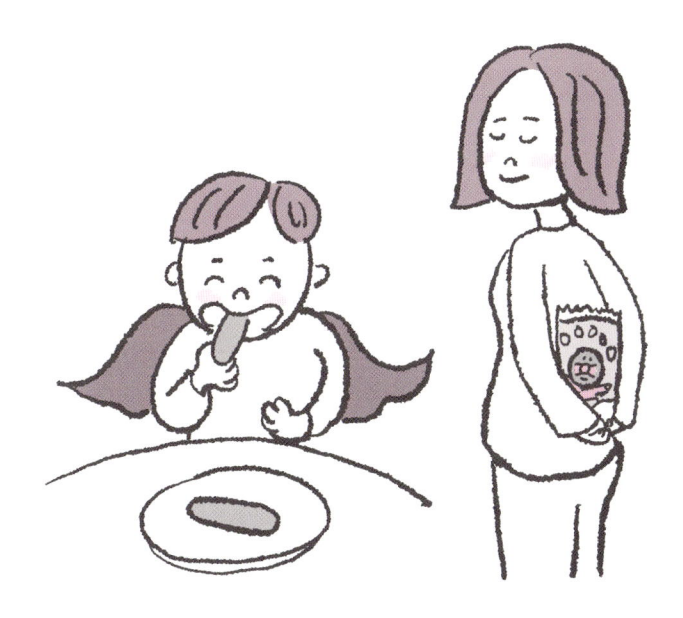

栄養 摂食技能 2歳

納豆ご飯しか食べません

▶▶▶好きな味の噛みごたえのあるもので、親子で「カミカミ」を

質問 離乳食の頃は困っていなかったのに、自分で食べるようになってから納豆ご飯しか食べません。お菓子はスナック系が好きでフライドポテトやじゃがりこはかじります。

回答 これまで何でも食べていたのに、自分で食べるようになったら、これまで食べていたものでも食べてくれないので困っておられるのですね。離乳食をスプーンで与えられていた子どもは、前歯でかじって奥歯で噛み砕くことにまだ慣れていないのかもしれません。納豆ご飯はまとまりやすく柔らかいので、あまり噛まなくても飲み込め、安心なのかもしれません。「塩味のはっきりしたフライドポテトやじゃがりこをかじる」がヒントですね。

対策① 揚げ物やじゃがりこのような硬いものはかじることができるのですね。それをヒントに、好みの味の硬いものを、午後のおやつ時間に一緒に試してみましょう。スルメ、煮干し、ビッグカツ、ポークビッツなど酒のつまみ系なら用意しやすく、親子で一緒にカミカミタイムを作ってもいいですね。

対策② 食事時に唐揚げ、天ぷら、きんぴらなどを出してもいいでしょう。

対策③ スナック菓子は、午後の軽食には出しますが、3食には出しません。3食には親が食べたいものを食卓に出します。親が美味しそうに食べるので、子どももリラックスして食べたい気持ちになることがあります。本人の前に置かなくても何度もチャンスが出てきます。

対策④ 食べるメニューが20個以下という状況が3か月以上続いているようなら、かかりつけ医で微量元素欠乏を含めた相談をすることもお勧めします。

▶▶ Q60 参照

背景・解説 食べ物の違いがわかるようになると、好き嫌いが出てくることがあります。食べ物にネガティブな印象を与えないこと、大人はこれまで通りバラエティのあるものを楽しく食べる様子を子どもに見せること、決して強制はしないことが大事です。

POINT 🍴 カリカリ食でバリエーションを

参考資料 1. 大山牧子. 子どもの偏食外来. 診断と治療社；2023. p.98.

| 感覚 |
| 2歳 |

ラーメンやうどんの麺だけ食べ、汁や具は食べません

▶▶▶ 麺と汁は違う食感なので混ざると食べにくいのかも

質問 ラーメンもうどんも麺だけ、しかも汁なしじゃないと食べてくれません。味噌汁は具が入っていると嫌がり、汁だけ飲みます。

回答 麺と汁は違う食感なので、口の中で一緒に処理するのは難しいのかもしれません。味噌汁の汁と具も同様です。2歳までは食べることの練習時期です。

対策① 麺と汁、汁と具というふうに、食材を別々に出しましょう（別盛り → p.7 参照）。麺だけ、具だけだと安心して食べるかもしれません。

対策② 汁は馴染みのコップやマグカップに 1cm くらいの高さ分を入れ、自分から飲みたがったら、大人がお手伝いをしましょう。だんだん慣れてくると、一人で飲めるようなるでしょう。大人と同じお椀などで飲みたがったら、お椀に入れるようにします。

対策③ 子どもが自分で「混ぜてみる」と言い出して、混ぜて食べ出すかもしれません。

▶▶ Q35、Q59 参照

背景・解説 同じ一品でも、見た目や食感が違う具材が混ざっていると、不安になることがあります。具材別に盛ると、具材を確認した上で一定の食感で食べられるので、安心感が出ます。

POINT 🍴 具材と汁は別盛りに

焼きそばは麺だけ食べ、肉じゃがや肉野菜炒めを食べません

▶▶▶ **食材ごとに盛る、カロリーのあるものは親が決めた時間に出す**

質問 今まで何でも食べていたのに、2歳になり、焼きそばは麺だけ食べ具は食べないし、肉じゃがや肉野菜炒めなど野菜の入ったものを食べなくなりました。お菓子やジュースの味を覚えて、そちらに執着するようになっています。

回答 1歳後半から2歳になると興味や関心が広がり、気が散りやすくなったり、食べ物も見た目で好き嫌いを判断して食べなくなったりしがちです。これまでなんとなく食べていたものも、見た目の違いがわかりモンスターと感じ出したのかもしれません。こんな時やりがちなのは、違いがわからないようにさらにみじん切りにするなどでごまかすことです。これは勧められません。なぜなら、いずれごまかしがばれて、食卓での不安が高まるからです。

対策① お勧めは、違いがわかるように盛り付けることです。焼きそばは麺と具を別盛り（→ p.7 参照）にする、肉じゃがや肉野菜炒めは、盛り付ける時、食材ごとに別々に盛ります。子どもは食べ物の境界がはっきりすると逆に安心し、これまで食べなかった具や野菜などを食べ出すかもしれません。

対策② 慣れてきたら、食卓で、親が自分のお皿のものを混ぜて食べていると、子どもも混ぜようかなと思って真似始めるかもしれません。

対策③ 基本の親子の役割分担は守ります（→ p.7 参照）。いつ・何を出すかを決めるのは親の仕事です。子どもが出されたものを食べなくても、食べそうなものを後出ししません。お菓子やジュースが悪いのではありません。お菓子やジュースはカロリーがあるので軽食時間に量を決めて出します。お菓子やジュースのおかわりを欲しがったら、「〇〇食べたいのね、〇〇は明日のおやつ時間にね」作戦を。

背景・解説 同じ一品でも、見た目や食感が違う具材が混ざっていると、不安になることがあります。具材ごとに盛ると、具材を確認した上で、一定の食感で食べられるので安心感が出ます。 ▶▶ **Q35、Q58 参照**

POINT 🍴 具材ごとに盛ると見分けやすく安心し、食べやすくなる

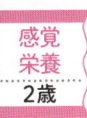

感覚栄養 2歳

カリカリのもの、揚げ物を好み、野菜や果物は食べません

▶▶▶ カリカリ食を増やし、慣れたらカリカリ度を下げていく

質問 唐揚げはカリカリの衣から、フライドポテトはマックのだけ、おやつはカリカリのスナックばかり食べます。なかなか野菜や果物を食べてくれません。

回答 揚げ物ばかり好み、野菜や果物を食べないので、栄養面で心配なのですね。唐揚げをかじって噛むことができているようですね。年齢相当の食べる技能を獲得しているようです。食べ物の幅を広げるには、今好んでいるものと食感や色が似たもの（素材ではなく）を一緒に出し、大人が一緒に美味しそうに食べる様子を見る機会を作ることが効果的です。食べてほしいと野菜の煮物を出し続けても、拒否感がつのって食べるようにはならないかもしれません。

対策① 唐揚げやフライが好きなら、唐揚げの中身を鶏から魚、野菜と広げられそうです。唐揚げが好きなら、とんかつ、野菜フライ、かき揚げなどもいけるかもしれません。フライドポテトに似た切り方で人参や蓮根などの野菜を棒状に切って、素揚げや天ぷらにする方法もあります。

対策② 油物ばかりだとメタボが心配と思われるかもしれませんが、今はメニュー数を増やすのが先です。安心して食べられるようになると、揚げ物の揚げ方をだんだん浅くし、次はカリカリ炒め、しっとり炒め、煮物といったように、顕微鏡的に変えていけると言われています。 ▶▶ Q59 参照

背景・解説 大人でも好き嫌い、苦手な食感がありますね。当然子どももあるのですが、口で説明できず、食べないことで表現しているのでしょう。好き嫌いが出てくる時期に、煮物系・シチュー系を食べなくなり、カリカリ食感のものを好む傾向が出てくることがあります。苦手な調理方法のものにチャレンジさせるより、好みの調理方法で食べることが楽しい雰囲気の中、食べ物の幅を増やしていくことで、食材への不安も減っていき、調理形態を変えていけることが多いです。食べる品目が 20 以下で、成長曲線から外れてくる場合は、かかりつけの小児科で微量元素欠乏を含めた相談をしましょう。また、便秘と睡眠障害があるようなら同時に対応を相談しましょう。

POINT 🍴 カリカリ中心の口腔感覚対応食で徐々に変えていこう

参考資料 1. 大山牧子. 子どもの偏食外来. 診断と治療社；2023. p.43-8.
2. 山根希代子，監修. 発達障害時の偏食改善マニュアル. 中央法規；2019.

心理社会
2歳

保育所では食べているものでも、
自宅では食べてくれません

▶▶▶ **「保育所では食べている」がヒントかも**

質問 離乳食の頃は何でも食べていたのに、取り分け食になってから好き嫌いが出てきて困っています。保育所では何でも食べているのに、同じメニューを家で作っても食べてくれません。

回答 保育所では何でも食べているのに、自宅では好き嫌いが出てきてお困りなのですね。保育所と同じメニューにしても食べないのはどうしてかと疑問に感じるのですね。同じメニューでも保育所で作る場合と自宅で作る場合とでは、素材も作り方も違うかもしれません。そして、食べる場所、一緒に食べる人も違うので、お子さんにとっては同じメニューでも違うものと感じているのかもしれません。この時期は、嫌なことは嫌と言えるようになり、自宅という場では好き嫌いをはっきり示しやすい場所です。「保育所では食べている」がヒントです。メニューを真似るのではなく、食事のスケジュールと環境を保育所に習ってみませんか。

対策① 保育所では、午前軽食、昼食、午後軽食と時間を決めて食事と軽食を出します。自宅でも、3回食と、午前・午後の軽食にカロリーのあるものを出します。それ以外の時間は水かお茶だけにします（だらだら食べはなし）。

対策② 保育所では子どもの体格に合った椅子と食卓が用意されます。自宅でも体格に合った椅子と食卓になっているか確認します。

対策③ 保育所では食事中テレビやビデオ、YouTube などの動画を見せませんし、おもちゃもなしです。自宅でも同様に、ながらはなしにします。

対策④ 保育所では同年齢のお友達と一緒に食べます。自宅でも家族と一緒に食事します。

▶▶ **Q79 参照**

背景・解説 保育所での環境と生活スケジュールは、子どもの年齢に合わせた理想的な枠組みになっています。ぜひ良いところを真似てみましょう。休日もできるだけ平日に近いスケジュールにすると、週明けのスタートがうまくいくことが多いです。

POINT 🍴 保育所での環境とスケジュールを真似よう

感覚
2歳

手作り団子やグミを食べません

▶▶▶ **無理に食べさせなくてもいい**

質問 食べ物の好き嫌いが多い子です。保育所のおやつや、手作りのきな粉かけ団子やマカロニきな粉は食べません。市販のおせんべいは好んで食べます。グミも食べません。

回答 好き嫌いが多く困っておられるのですね。3度の食事は30品目以上食べているでしょうか。20品目以下なら栄養の偏りの心配があるので、鉄・亜鉛・ビタミン類が足りているか、小児科での検査をお勧めします。その上でおやつの件ですが、食感がぬるっとしていたりぐにゃぐにゃしたりしていると苦手な子どもがいます。食べ物も煮物や丼ものが苦手な子どももいます。

対策① 保育所でのおやつの場合、代わりは出ませんので食べなければそのままでいいでしょう。

対策② 自宅では、メニューの全てをぐにゃぐにゃにはしないで、何か一つはカリッとしたもの、乾き物を出しましょう。食べなくても「○○は嫌いなの?」とは聞かず、「今日はパスね」と言いましょう。団子やグミを食べなくても、お子さんの生活面ではあまり困らないのではないでしょうか。

背景・解説 大人でも、好き嫌い、苦手な食感がありますね。当然子どももあるのですが、口で説明できず、食べないで表現しているのでしょう。食べないものはあるもののバランスよく食べられていて(30品目以上)、成長に心配がなければ、単なる好き嫌いとして見守るようにしましょう。逆に、食べる品目が20以下、成長曲線から外れてくる場合は、かかりつけの小児科で微量元素欠乏を含めた相談をしましょう。

POINT 🍴 今好んで食べている食感のものでバラエティを増やそう

参考資料 1. 大山牧子. 子どもの偏食外来. 診断と治療社; 2023. p.43-8.

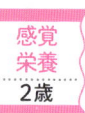

感覚
栄養
……
2歳

野菜を食べません、
特に葉物野菜は全く食べません

▶▶▶食べさせようと強制しない、便秘の有無の確認を

質問 炭水化物メインの食事で野菜を食べてくれません。栄養が心配です。特に葉物野菜を食べません。

回答 バランスのよい食べ物を出しても食べてくれなくて、困っているのですね。
チェックポイント① お子さんは便秘をしていないでしょうか。痛がらずに週4回以上出ているようなら、おそらく便秘にはなっていないでしょう。便秘ではなく、肉・魚・乳製品・卵などのタンパク質の食べ物を食べているようなら、お子さんは困っていないかもしれません。
チェックポイント② 葉物野菜は筋が気になるためか、幼児の中には苦手と感じる子どもが相当数います。食べることの学習の時期ですので、どんな食べ物でも「口に入れてみたけどうまくいかない場合は、ここに出していいよ」とお皿やボウルを用意しておくと、安心して口にする子どももいます（ポイポイボウル→p.6）。野菜も生や煮物よりも揚げ物の形にすると手が出るかもしれません。
チェックポイント③ 楽しい雰囲気で、お子さんの好きな友達が食べていると、食べ出したりすることもあるかもしれません。野菜料理を食べるよう言葉や態度で無理強いしないことがポイントです。　▶▶ **Q68、Q89 参照**

背景・解説 野菜を食べさせることに集中するよりも、便秘がないこと、よく眠っていること、元気に運動していること、食事時間にいい表情で自分から肉や魚を食べていることに注意を向けましょう。子どもが楽しそうに食べていると、大人も楽しく食べられます。油を使う料理を作った時に、ついでに野菜の揚げ物料理を作る感覚でトライしてみましょう。食べられるメニューがほとんど炭水化物でタンパク質がほぼないような場合（全部で20品目以下の場合）は、かかりつけの小児科で栄養評価の相談をされてはいかがでしょう。

POINT 🍴 野菜を食べなくても、便秘がなく、タンパク質をとれていればOK

参考資料 1. 大山牧子. 子どもの偏食外来. 診断と治療社；2023. p.43-8.
2. 山根希代子，監修. 発達障害児の偏食改善マニュアル. 中央法規；2019.

摂食技能 栄養 2歳

よく噛まず、食べすぎます

▶▶▶ **好きな味の硬いもので噛む練習を**

質問 1歳過ぎからよく食べるようになりました。でも、よく噛まずにどんどん食べるので、食べすぎが心配です。噛まないので小さくして出しています。どうしたらよく噛むようになるのでしょう。

回答 たくさん食べるようになったのは嬉しいですね。でも、今度は食べすぎが心配になってきたのですね。そして、よく噛まないのも気になりますね。噛む力は歩くようになった頃からついてきます。1〜2歳の間に、前歯でかじって、舌で奥歯の位置に持っていって、噛んで細かくするという技能が完成してきます。この時期に、柔らかいものや細かく切った食べ物を与えていると、かじりとって噛む技能が伸びません。

対策① 子どもが好きな味の、スティック状の硬い食べ物を出して、大人が一緒にかじって噛む練習をしましょう。

対策② 普段の食事でも、細かくしないで大きめのまま出してみましょう。はじめは噛みきれなくて出してきても、それをよしとし、見守っているとだんだん上手に噛めるようになってきます。大きめのものに手を出さない場合は、子どもの前で大・中・小に切り分けて、それぞれに子どもと一緒に、お父さん、お姉さん、赤ちゃんなどとネーミングしたりするうちに、楽しくなってかじり出すこともあります（大・中・小サイズ遊び）。

対策③ 休日の午後の軽食時間などに、スルメや食べる煮干しなどを一緒にかじることもお勧めです（カミカミ作戦）。

背景・解説 細かく刻むとそのままかじらずにどんどん口に入れる習慣になります。また、噛まずに飲み込むので満腹感が得られにくく食べすぎになったり、唾液と混ぜ合わせて味わうことがないので濃い味を好むようになったりします。前歯で噛みきることで、噛みやすい一口サイズの学習ができます。親子で一緒にゲームをするつもりで、それぞれの食べ物を噛んでみましょう。

POINT 🍴 好みの味の硬い食べ物をスティック状にして、親子でかじって噛む練習を

参考資料 1. 大山牧子. 子どもの偏食外来. 診断と治療社；2023. p.50, 118.

摂食技能
3歳

ドロドロのものしか食べられず、硬いものを食べられません

▶▶▶ 今食べているもので一番硬いものがヒント

質問 うちの子は大人と同じものを食べられないので、いつまで経ってもどんぶり形式のものしか食べられません。

回答 丼ものは食べられるのに、大人と同じものを食べられないので心配になられたのですね。丼ものはご飯粒にトロトロのタレに包まれた具が絡むので、あまり噛まなくてもスルっと飲み込めるように食べられてしまいますね。いまの食形態のものを続けているとメニューが増えず年齢とともに生活の場で困る場面が出てくるかもしれません。ヒントは、「今食べているもので一番硬くてかじって噛むものは何か」です。

対策① 例えば、醤油味の草加せんべいならかじる、じゃがりこは前歯でかじって奥歯で噛んでいるなら、醤油味や塩味のものでスティック状の硬い食べ物を出して、親子で一緒にかじったり噛んだりしてみるというのはいかがでしょう（カミカミ作戦）。子どもは好きな味のものはお友達感があるので、硬いものでも口に入れるかもしれません。

対策② また、主菜の中でも、フライ・天ぷら・唐揚げなどは油でコーティングされているので、口の中の滑りがよく受け入れられやすいです。試してみてくださいね。 ▶▶**Q88 参照**

POINT 🍴 今食べているもので一番硬いものと似た食感の食べ物をスティックサイズにして、大人と一緒にかじってみよう

参考資料 1. 大山牧子. 子どもの偏食外来. 診断と治療社 ; 2023. p.50, 118.

哺乳瓶のミルクしか飲まず、食べません

▶▶▶ 発達年齢に適した生活リズムの中で食卓につくことから

質問 3歳になっても哺乳瓶のミルクしか飲まないので、幼稚園で受け入れられないと言われ困っています。

回答 3歳になってもミルクしか飲まず、幼稚園に入れたくても入れられなくて困っておられるのですね。お子さんは、固形食を食べる技能を獲得しないまま3歳になったので、かじって噛んで飲み込むという技能をまだ獲得していないものと思われます。

チェックポイント① お子さんの発達、例えば走る、しゃべる、同年齢のお友達と遊ぶなどはいかがでしょうか。食べること以外でも発達やコミュニケーションの心配がある場合は、療育相談をしてお子さんを支援してくれる人を増やしましょう。

チェックポイント② また、成長曲線に沿っていても鉄や亜鉛をはじめとした微量元素欠乏があるかもしれません、かかりつけ医に相談して必要なら服薬を検討しましょう。その上で以下の対策を試してみましょう。

対策① お子さんの発達年齢に合わせた生活リズムを作ります。例えば、単語は出ていて簡単なお手伝いや物真似ができ、走れるようなら、少なくとも1歳半くらいの発達と理解力はあると想定できます。哺乳瓶のミルクは眠い時に（朝一番、昼寝前、夜寝る前はベッドで寝転がってでも）飲みたいだけ飲ませます。そして、1日3回、親が食べている食卓に座ることから始めます。

対策② 食卓では体格に合った椅子と机を用意します。椅子の座面におしりの、足台に足跡のイラストを描いておくといいこともあります。

対策③ 食前1時間はミルクを飲んでいない状態にしましょう。

対策④ 「お椅子の時間だよ」と言って、大人と一緒の食卓に5分でも座っていられることを目標にします。座ったら、「座ったね」とニコッとします。

対策⑤ 大人が美味しそうに食べている様子を見始めたら、「もったいぶってケチくさく」をモットーに、本人の前に小指の先ほどの手づかみ食を置いてみましょう。子どもの食べる様子を見つめないことです。子どもが楽しそう

な表情で座っているかがポイントです。

対策⑥ ①〜⑤の対策を実行し2週間経っても全く座ろうとしない場合は、3回の食卓にいつもの哺乳瓶入りのミルクを置いて、「座って飲もう」という方法もあります。座って飲めるようになったら、ほんの少量ずつ目の前でコップに移し替えて、「これもおんなじミルクだね」と言って、だんだんコップから飲めるようにしていきます。

対策⑦ 座るようになったけれど、食べ物に全く手を出さない状態が2週間以上続く場合は、子どもの目の前で哺乳瓶から小さなコップにミルクを移して、「ここから飲んでもいいね」と促してもいいかもしれません。

対策⑧ また、なかなか食べ出さないようなら、午前午後の軽食時間に量を決めて哺乳瓶のミルクを出すのもありかもしれません。時間がかかりますが、ポイントは発達年齢に合わせた生活リズムにすること、食卓に座っていられるようにすることで見て習うチャンスを与えることです。　▶▶**Q67 参照**

背景・解説　発達年齢に合わせた生活リズムにすること、食卓に座っていられるようにすることで家族が食べる様子を見て習うチャンスを与えることがカギです。3歳を過ぎていますので、固形食を食べる技能を獲得するために何年もかかるかもしれませんが、本人が成長とともにみんなと一緒に〇〇したい（例：幼稚園バスに乗りたい）という気持ちが出てくると、変わってきます。スモールステップで、諦めずに！

> **POINT** 食べること以外の発達はどうですか？　発達年齢に合わせた生活リズムを心がけましょう

参考資料　1. 大山牧子. 子どもの偏食外来. 診断と治療社；2023. p.98.

栄養・摂食技能
心理社会
3〜5歳

食べられるものが1つしかありません

▶▶▶ 食べられる品数＝メニュー数が20以下の場合は、栄養評価のため医療機関へ

質問 2歳頃から固形物は1種類しか食べていません。いろいろな方法を試したのですが、3歳（5歳）になる今でも変わらず、子の偏食に悩んでいます。

回答 いろいろ試しても、食べるものが1つしかなく困っておられるのですね。食べるのは1品目のみで、他に栄養剤とか飲んでいるのでしょうか。

対策① 食品1つだけで医療機関にかかっていないのならば、ぜひ最寄りの地域病院で成長と栄養の評価を受けましょう。医療機関にすでにかかっていてミキサー食などを食べているようなら、成長と栄養を担保されているかもしれません。

対策② 3歳（5歳）で1種類または1品目のみを食べているということですが、その食べ物は何でしょうか。かじったり噛んだりして食べるものでない場合は、発達年齢に応じた摂食技能を獲得していないと考えましょう。

対策③ 食べる技能の獲得のためには、発達年齢相当の生活リズムの中で食卓に座ること、周囲が食べさせようと強制をしないことが大事です。子ども自らが食べたいという気持ちが出てきて、手を出して探検して口に入れ、かじって噛むまでのステップをじっくり進めていきましょう。

▶▶ Q66 参照

背景・解説 食事以外にもこだわりがある場合は、療育機関などで発達全体を評価してもらい、感覚特性に合った取り組みをすることも検討しましょう。

> POINT 🍴 医療機関で栄養評価を。食事以外にもこだわりがある場合は、療育機関などで発達全体の評価を

参考資料 1. 大山牧子. 子どもの偏食外来. 診断と治療社；2023. p.98.

3歳過ぎから急に野菜を食べなくなりました

▶▶▶ 子どもなりの理由があり、強制しない

質問 3歳を過ぎて急に野菜を食べなくなりました。保育所では食べているようで、週に1～2回は副菜も食べるので、無理強いはしていません。乳児の時に貧血を指摘されて、シロップを服用したことがありますが、数値が上昇傾向だったので、成長とともに改善するだろうと数か月の服用で終わりました。最近特に唇や目（ベーとした時）が白く感じます。偏食もあるので貧血かと心配になりますが、元気なので特に受診もしていません。何か対策はありますか。

回答 もともと偏食気味なお子さんで、以前に鉄欠乏性貧血の治療を受けたことがあり、3歳になってから野菜を食べなくなったので栄養面の心配をされているのですね。保育所では普通に食べているとのことなので、栄養失調にはなっていないかもしれません。3歳ともなると、たまたま食べた野菜の食感・スジ・色変などが気になり、急に嫌になることもあるかもしれません。食べるように強制していないとのこと、ナイスフォローですね。

対策① 野菜に対して否定的な言い方を周りがしない、興味を持ったら、調理過程に参加するチャンスを作るなど、改めてお友達になる機会を作るのもいいかもしれません。

対策② 肉や魚を食べているようなら、貧血の心配はないかもしれません。貧血が心配ならば、小児科を受診して微量元素欠乏を確認してもらうことも考えましょう。

▶▶ Q63、Q89 参照

背景・解説 子どもは心理的な発達段階によって食べ物のとらえ方が変化します。Toomey[2] によると5歳を過ぎると、食べ物の生育場所（土）や味や食感で拒否したり、柔らかく高エネルギーの成形された食べ物（いわゆる超加工品）を好んだり、野菜を嫌ったりすることがあると述べています。また、食べ物を色、形、または知っているもので分類するなども出てきます。このような時期に「体にいいから食べなさい」とか、「野菜は食物繊維が豊富だから食べなさい」などと言っても、科学的な（栄養学的な）理解はまだ困難かもし

JCOPY 498-14596

れません。見た目や味は調理の過程で変わるなど、生活の中での体験を通じて食べ物に慣れていけるよう、子どもが興味を持つような機会を作っていけるといいですね。

POINT 🍴 野菜と友達になれる機会を作ろう

参考資料　1. 大山牧子. 子どもの偏食外来. 診断と治療社；2023. p.84-5.
2. Toomey KA, When children won't eat: Picky eaters vs problem feeders assessment and treatment using sequential oral sensory approach to feeding. SOS basic seminar handout. 2015.

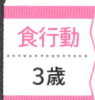

食行動
3歳

以前は座っていたのに
最近座らなくなりました

▶▶▶ **食べることを強制せず、座っただけでにっこりしよう**

質問 以前は偏食ではなかったのに、この頃好きなものしか食べなくなり、野菜を食べるように言い続けたら、椅子に座ろうとしなくなり、困っています。

回答 これまで食べることに困っていなかったのに、この頃好き嫌いがはっきりしてきたのですね。健康のために野菜だけでも食べるように言っていたら、座ろうともしなくなり戸惑っておられるのですね。ちょっと、食卓場面を思い出してみましょう。「あれ、また野菜残してるね、何で食べないの？　美味しいよ」「ご飯だって呼んでるでしょう、聞こえないの？」など、ついつい言ってしまいがちですね。親は子どもの健康を考え、バランスよく食べさせるために良かれと思って言います。では、お子さんはどう感じているでしょう。「この間、○○くんが人参嫌いなんだって言ってたな、ぼくも食べるのやめようかな、今日の人参硬そうだし、やっぱりやめとこ」「お母さん、いつもガミガミ食べさせようとするんだよね、もういいや、座るのやめて遊んでよう」などと心ではつぶやいているかもしれません。

チェックポイント① 親は、決まった時間にバランスよい食事を出すという正しい役割をしています。

チェックポイント② 食べる・食べないを決めるのは子どもです。どんな理由であれ、子どもが食べない選択をしているので、子どもも間違っていません。子どもは食べない理由を説明できず「嫌い」「食べない」「座らない」で表現しているだけかもしれません。

チェックポイント③ 食べるように言い続けるという親の行動は、食べることの強制になります。強制は反発を招きます。子どもの役割に介入した結果、子どもは座らないという行動に出てきたのかもしれません。

対策① 親は食べてもらいたいばかりに、あれこれとついつい質問してしまいがちです。子どもは答えなければならないと感じ、落ち着けず、さらに座っていることがストレスになることもあります。質問を含め一切の強制をやめます。

対策② 食事時間がきたら、「ご飯だよ、座ろう」と声掛けします（時間を知らせる）。子どもが座ろうとしなくても、親は、「じゃあお先に食べてるね」とこれまで通り食べ始めます（親が食事を楽しんでる様子の見える化）。途中で子どもが座りにきたら、「ああ来たね」とにっこりします（してほしい行動に気づいて嬉しいを表す）。

対策③ 子どもが好きなものだけ食べて離席しても、言葉でも行動でも食べさせようとしません。何をどれだけ食べるかを決めるのは子どもの役割です（食卓における親子の役割分担→ p.7 参照）。

対策④「お片付け作戦」をやってみてください（→ p.6 参照）。

対策⑤ 強制されないとわかったら、子どもは戻ってきてまた食べ始めると信じましょう。

POINT 🍴 強制しても子どもは食べてくれない

参考資料 1. 大山牧子. 子どもの偏食外来. 診断と治療社 ; 2023. p.55-9.

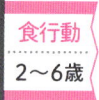

食行動
2〜6歳

食事中うんちをしたがり、
食事が中断してしまいます

▶▶▶ **何度もうんちで中断するなら、理由を考えよう**

質問 もともと落ち着いて食べない子どもです。さらに、食事中に「うんち」と言って食事中断になり、落ち着けません。

回答 せっかく座って食べ出したのに「うんち」になって食事中断になるので、落ち着かず困っておられるのですね。

チェックポイント① 食べ物が消化管に入ると反射的に腸の動きが良くなり便意を催すことは大人でもありますよね。お子さんもそうなのかもしれません。

チェックポイント② 毎日決まった時間にうんちタイムを作るのもいいかもしれません。

チェックポイント③ 毎食のように、1回の食事で何度もうんちと言って離席し、確認しても排便しないという場合は、食卓に座っていることが嫌で気を紛らわそうと思っているのかもしれません。食卓で食べることを強制していないか、今一度確認してみましょう。

背景・解説 落ち着いて座っていられない場合への対処

①食事前に思い切り体を動かす遊びをし、

②食事直前5〜10分はキリのいい静かな遊びに誘導すると、

③食事の合図で手洗い、食卓への移動がうまくいき、落ち着いて座っていられるかもしれません。

> POINT 🍴 決まった時間のうんちタイムも検討してみよう

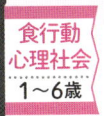

食行動
心理社会
1〜6歳

朝ごはんをなかなか食べません

▶▶▶ **朝スッキリ目覚めていますか？　朝は定番の好みの食べ物を**

質問 うちの子どもは朝ごはんを食べたがらず、食べても量が少なくて困っています。

回答 一日の始まりの朝ごはんを食べてくれなくて心配なのですね。

チェックポイント① お子さんは朝起きてからすぐ食べていますか、また何時に起きていますか。21 時までに眠り朝 7 時までに起きる、お昼寝は 15 時までに終えることが、睡眠リズムを整え、健康な生活リズムに良いと言われています。

チェックポイント② 朝起きてすぐに座ってもなかなか食べる気にならないのは大人もそうかもしれません。朝ごはんまでに 30 分は余裕があり、その間好きな遊びをしているうちに座ろうという気分になるかもしれません。

チェックポイント③ 朝は、大人でも一番食事の好みが表れやすいものです。朝は本人の好む定番の食べ物を出すほうが、親子とも良い一日をスタートできるかもしれません。

背景・解説 生活リズムが年齢相当でない、成長曲線に沿っていない、食べる品数が 20 以下、便秘があるような場合は、それぞれの対策をしましょう。

POINT 🍴 子どもの睡眠衛生を整えよう

参考資料 1. 早寝早起き朝ごはん全国協議会、早寝早起き朝ごはんガイド. https://www.hayanehayaoki.jp/download.html

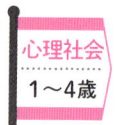

心理社会
1〜4歳

夕ご飯の前に眠ってしまいます

▶▶▶病気がないなら、時々の夕食なしでもOK

質問 お昼寝なしで過ごした日など、夕ご飯を待てなくて寝てしまいます。栄養が心配です。

回答 せっかく夕食を準備しているのに食べずに寝てしまい残念に思い、また栄養面でも心配なのですね。

チェックポイント① 体質的に低血糖発作を繰り返しているような場合でなければ、たまに夕食を食べずに寝てしまうことがあっても、気にしなくてもいいかもしれません。

チェックポイント② 食事間隔が空くと嘔吐や意識障害が起こる場合や、医師から「ケトン性嘔吐症だから夕食は必ず食べさせるように」という指示がある場合はその指示に従います。

チェックポイント③ 診断はされてないけれど心配な場合は、これはもう眠くて食べないなと判断したら、カロリーのあるもの（ミルクや牛乳など）を飲ませて寝かせましょう。

背景・解説 遊び疲れてそのまま朝まで眠ってしまうというのは、子どもにはありがちです。無理やり座らせて食べさせようとしてもかえって不機嫌になって食べず、そのまま食卓で寝てしまうかもしれません。これは待てないなと判断したら、眠る前に、カロリーのあるものを飲ませて寝かせるようにしましょう。

> **POINT** 🍴 可能であれば、寝てしまう前にカロリーのあるものを飲ませよう

心理社会
1～6歳

保育所の帰りにお腹が空いたというので
スナックを与えてしまいます

▶▶▶夕食2段階作戦を

質問 保育所の迎えは17時、夕食は19時です。保育所から帰る途中でお腹が空くのでお菓子を買って与えたり、帰ってからすぐ出せるお菓子を出したりしてしまいます。するとどうしても夕食を食べたがらないので困っています。

回答 自宅で夕食を食べさせたいのに間に合わず、スナックなどを与えてしまい、せっかく用意した夕食を食べたがらないので困っておられるのですね。保育所では15時におやつが出ますね。それから夕食まで4時間空くとそれまでにお腹が空いて待ちきれなくなるのでしょう。

対策① 子どもにとって4時間空けるのは辛いかもしれません。私は保育所に通っているこういうお子さんの場合は、つなぎのスナック菓子を与えるのではなく、夕食の第一弾として、メニューからすぐに出せるもの（おにぎりなど）を用意して与えることを提案します。「お腹空いたんだ、じゃあハヤベンだ」と言って与えるのです。その場合も、自宅では食卓に座ってからです。帰宅までに時間がかかるので車中でならば、「じゃあ、晩御飯第一弾」などと言って、親が夕食時間と場所を設定して夕食の一部を出します。

対策② 家族との夕食時には、家族と一緒のあらかじめ決めていたメニューを出します。すでに一部食べているので、そこで食べる量が減っても困らないでしょう。

対策③ 同様に、出かけた時や来客時などいつもと違うスケジュールの場合も、親が「さあ今から午後のおやつにしよう」とか「ここでお昼にしよう」と設定しましょう。子どもに「お腹空いた、何か食べたい」と言われる前に。

POINT 🍴 おやつが遅くなる場合は、夕食のメニューの一部を与えてみよう

Q74

心理社会 3歳 夜中に目覚めて食べたがります

▶▶▶ 満2歳以降は、夜間はカロリーのあるものを与えない習慣に

質問 夜中に起きてパンやスナックを食べたがります。

回答 2歳までの子どもは、夜間にミルクや母乳を飲むことは普通にあります。ですが、2歳以降は夜中に食べたり飲んだりしない習慣にしましょう。夜中に食べたがるのは毎日でしょうか、それともたまたま夕食を食べなかった時でしょうか。

対策① 習慣的に要求されるようなら夜中に食べさせることはやめましょう。

対策② たまたま起きて欲しがったという場合は、お茶や水を飲ませます。

対策③ 空腹で眠れないと親が判断した場合は、ミルクや牛乳などを飲ませるだけにしましょう。

対策④ そして、昼間の食事を含めた生活リズムを見直しましょう。

POINT 🍴 医師の特別な指示がない限り、夜間に食事をさせない

参考資料 1. 大山牧子. 子どもの偏食外来. 診断と治療社；2023. p.55-9, 60-4.

JCOPY 498-14596

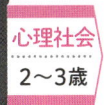

心理社会
2〜3歳

お菓子ばっかり食べて食事を食べません

▶▶▶ 3食ではなく、午後の軽食時間のみに量を決めて

質問 3度の食事はなかなか食べようとしません。お菓子はどんなものでも大好きでよく食べるのですが。仕方なく、「これ一口食べたらお菓子あげる」と言ってしまいます。

回答 だめとわかっていても、ついついお菓子を出してしまい、食事を食べてくれなくて困っておられるのですね。まず食べ物に良い悪いはありません。親は栄養面を考えて食事をちゃんと食べてほしいと思いつつ、食べたらお菓子をあげていることで、子どもには目の前の食事よりお菓子のほうが上（美味しい）と教えてしまっているかもしれません。お菓子で釣って目の前の食事を食べることを強制することにもなります。

対策① 2歳以降は、朝、昼、夕食と午後の軽食時間以外、お菓子もジュースも牛乳も含め、一切のカロリーのあるものを出しません。「いつ」を決めるのは親の役割だからです（食卓における親子の役割分担→ p.7 参照）。

対策② 3食の時や決まった時間以外にお菓子を欲しがったら、「ふーん、〇〇食べたいんだ、今度△の時ね」と次に出す時の約束をし、守ります。

対策③ お菓子は量を決めて午後のおやつタイムに出しましょう。このやり方は家族全員で守りましょう。2週間もすれば、新しいスケジュールに慣れてきて、3食を食べるようになるかもしれません。 ▶▶ **Q79 参照**

背景・解説 何を出すか、いつ出すかを決めることはしつけではありません。就学前の子どもには「いつ、何を、どこで」を決めることはできないので、枠組みを作るのは親の役割（仕事）だからです。

POINT 🍴 お菓子は悪くない。出すタイミングと量が重要です

参考資料 1. 大山牧子. 子どもの偏食外来. 診断と治療社；2023. p.55-9.

食行動
2歳

好きなメニューの時は座るが、嫌いなものだと座りません

▶▶▶ **食べなくても、好きなものを後出しはなし！**

質問 好き嫌いがあり、好きな食べ物があると座るが、嫌いなものだと座りたがらず、無理やり座らせても結局食べません。仕方がないので、本人の食べそうなものを出しています。

回答 食べ物の好き嫌いがあり、嫌いなものを食べないだけでなく座ろうともしないので困っておられるのですね。2歳前後は好き嫌いが出てきやすい時期です。食べてみれば「美味しかった」になることが多いのですが、見た目で判断して食べないことがあります。

対策① お子さんが座ろうとしなくても、大人は「座りなさい」と言わず、「じゃあ、お先に」と言って美味しそうに食べ始めましょう。子どものしてほしくない行動には「知らんぷり」します（→ p.6 参照）。注目されないとお子さんは戻ってくるかもしれません。

対策② 座ったら「ニコッ」と微笑み、座ったことに気づいているサインを出します。食べるかどうかはお子さんが決めます。

対策③ 食事のメニューを決めるのは親の役割（→ p.7 参照）ですので、食べないから別のメニューを出すと「食べなければ、ママはいつもの僕の好きなものを出してくれる」と子どもは誤った学習をしてしまいます。後出しはしません。

対策④ 親の食事時間中、食べに来なかったら、食事の終了予告をして「お片付け作戦」をします（→ p.6 参照）。

対策⑤ 食べなくても次の決まった食事や軽食時間までは欲しがっても、「今度はいついつだよ」と言ってカロリーのあるものはお菓子でも出しません。なぜなら、「いつ」を決めるのは親であって子どもではないからです。

背景・解説 歩くようになり、やり取りもできるお子さんです。特別な病気がない限り、1食抜いても困りません。何も食べなくても次は 2.5 時間後に食事または軽食にできます。お片付けが終わったら、次の食事まで何も出ないというスケジュールに慣れるまで2週間程度かかるでしょう。この間、親はその時の気分によって、また親によって態度を変えないことがポイントです。

POINT 食卓における親子の役割分担を。後出しはなし

参考資料 1. 大山牧子. 子どもの偏食外来. 診断と治療社；2023. p.55-9, 76-77, 91.

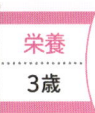

栄養 3歳

少食で食べることに興味がありません

▶▶▶ 食べる・食べない、食べる量は子どもが決める

質問 食に興味がないのか、乳児の頃からほぼ空腹を訴えません（乳児の時も、ミルクを求めて泣くというのがあまりなかったように思います）。食事を出せば多少は食べますが、おかわりをすることもなく、残してごちそうさまをすることも多いです。他の同年代の子よりも以前から食べる量が少ないと感じています。背は高く（他の子と比べてやせ型だと思います）、成長はしてくれているのですが、心配です。

回答 食べることに興味がないように見え、身長は伸びているものの十分な栄養を摂れているのかご心配なのですね。食べることが好きでキッチンから食べ物のにおいがするだけで寄ってくる子どももいれば、食事時間が来ても呼ばれない限り食卓に来ようとしない子どももいますね。見極めのポイントは、①品数またはメニュー数として 20 品目以上、できれば 50 品目以上摂れている、②身長、体重が本人なりの成長曲線のカーブに沿っているかどうかです。これらが大丈夫なら本人なりに必要なものを必要な量摂っているととらえて良いかもしれません（食卓における親子の役割分担→ p.7 参照）。背が高くやせ気味とのことですので、身長はおそらく真ん中の線（50 パーセンタイル）より上の成長曲線に沿って、体重は真ん中の線より下の線に沿っていると思われます。今後、成長とともに運動量が増えると、空腹感が出てきて食事量が増えることが多いです。もし、便秘や鼻炎などがあれば治療を考えましょう。

▶▶ **Q91 参照**

POINT 🍴 食卓における親子の役割分担を！ 食べる・食べない、食べる量は子どもが自分で必要な量を決めると信じて

参考資料 1. 大山牧子. 子どもの偏食外来. 診断と治療社；2023. p.55-9.
2. 神奈川県小児保健協会. 偏食外来パンフレット. 心の準備編 / はじめの一歩編.

心理社会
4歳

ながら食べの癖があります

▶▶▶ **ながら食べはやめる**

質問 うちの子はだらだらと「ながら食べ」をする癖があります。食卓ではいつもテレビがついていて、そっちに集中してしまうのです。祖父母が同居している兼ね合いと、そもそもテレビが習慣づいてしまっているため、テレビを消すという選択肢がなかなか取れないし、消したとしても子どもが不機嫌になり、結局対応が大変になるので困っています。

回答 テレビを見ながら食べる癖をやめさせられなくて困っておられるのですね。子どもは大人の食卓の様子を見て、良くも悪くも学んでいきます。

対策① 本人の食べる品目が 20 品目以下であったり、集団生活でも困ることがあったりするようなら、家族会議をしてみませんか。その際、祖父母には、「子どもの食べる品数が少なくて心配してます。就学前の子どもはテレビを見ながらでは食べ方を学べないので品数が増えないと、この本には書いてあるようです」などと相談することで良い方向に向かうことがあります。孫のためなら頑張ろうと思ってくれるかもしれません。

対策② 「食事開始から 15 分はテレビを消す」からやってみませんか。

背景・解説 就学前の子どもは 2 つのことを同時にすることはできません。テレビを見ながら食べると、食べることに集中できません。また、本人がまだ食べられないものを他の人が食べている様子を見て学ぶチャンスをなくします。

POINT 子どもの健康な食を学習するために、家族を巻き込もう

参考資料 1. 大山牧子. 子どもの偏食外来. 診断と治療社 ; 2023. p.62.

保育所では食べるのに家では好き嫌い

▶▶▶ 「〇〇（食べたいお菓子の名前）食べたいんだね（共感）、
〇〇は明日のおやつに（具体的な見通し）出すよ」

質問 保育所ではよく食べるのに、家では食べてくれません。野菜も嫌いだし、食べる量も少ないです。お菓子ばかり食べたがります。お友達となら楽しく食べられるのはわかるのですが、家でもそれくらい食べてくれたらいいのに…。

回答 保育所では食べるのに家では好き嫌いが出てお菓子を欲しがるので困っておられるのですね。保育所は、食べることの時間と空間がうまくデザインされているし、一緒に食べるお友達もいるので適切な環境なのでしょう。

対策① 家では、食べないと親が心配して食べさせようとする、食べないとお菓子を好きな時に食べるというモードになり、だらだら食べや強制の方向に陥りがち。保育所と同様、3食と午後の軽食以外は水やお茶だけにして、カロリーのあるスナックやジュース、牛乳などはなしとし、大人も実行します。

対策② お菓子を欲しがった時、今はダメと言いつつ、時々親の都合で与えてしまうことがあると、子どもはダメもとで要求し続けます。そんな時は、まずは共感して「〇〇食べたいのね」、次に前向きに肯定文で「〇〇は明日のおやつ時間にね」などと具体的に知らせましょう。親がぶれずに2週間続けると変わってくるかもしれません。　▶▶ Q61、Q75 参照

背景・解説 お子さんから見て保育所と自宅との最大の違いは、食べたいものが食べたい時に食べられるのが家で、決まった時間に決まったものが出てきて、それ以外は出てこないのが保育所ということです。実は、保育所のこの環境が、就学前の子どもの環境として適切なのです。お菓子を食べたがるのは子どもの常です。お菓子は悪くなく、出すタイミングと量を親が決めればいいのです。そして、家族が率先して3食を楽しみ、お菓子は午後の軽食時間に食べ、これら以外は食べたり、ジュースを飲んだりしないという生活を見せることです。「いつ、何を、どこで」を決めるのは親の仕事です（→ p.7 参照）。ちょっと辛いかもしれませんが、自信を持ってやってみましょう。

POINT 🍴 子どもがお菓子を食べたがるのは普通。食べるタイミングと量を決めるのは親

参考資料 1. 大山牧子. 子どもの偏食外来. 診断と治療社；2023. p.55-9.

心理社会
1〜6歳

保育所が変わってから食べません

▶▶▶ **慣れたら食べるようになると子どもを信じよう**

質問 引っ越しをして保育所も変わったら、もともとの好き嫌いが悪化して保育所で食べるものがさらに限られるようになりました。

回答 職場の変化が大人にとってストレスであるのと同じように、またはそれ以上に、転園は子どもにとってストレスフルなことなのでしょう。新しい環境に慣れ、安心を感じるまでは食べるものも限られることもあります。新しい環境、特に集団生活に慣れ、先生に慣れてくると、だんだん食べるようになるかもしれません。親が先生と親しく話すなど先生への信頼を子どもの前に表すと、お子さんはより安心を得やすいかもしれません。慌てず、食べることを強制せず、じっくり本人なりのペースで、食卓における親子の役割分担（→ p.7 参照）を守りながら、見守りましょう。 ▶▶**Q81 参照**

POINT 🍴 保育所生活に慣れるまで、食べることを強制せず、じっくり見守ろう

引っ越してから食べません

▶▶▶ 慣れたら食べるようになると子どもを信じよう

質問 引っ越しをして保育所も変わったら、もともとの好き嫌いが悪化して食べるものがさらに限られるようになりました。

回答 引っ越しにより新しい自宅の環境に慣れるまで、大人でも戸惑うことがあると思います。子どもにとって、引っ越し前後の慌ただしさはいつもと違うルーチンとなりがちで、落ち着けなくなったのかもしれません。さらに、食卓周辺の環境も変わると、不安になったり、気が散ったりしたりすることがあります。食事の環境をもう一度見直してみましょう。子どもの体格に合った椅子と食卓の高さになっているでしょうか。食事の際にテレビ・ビデオ・YouTube など見せていないでしょうか。もしそうならそれらを見ない環境に。子どもの目線の先にキッチンやおもちゃなど気が散るものがないでしょうか。あれば、すっきりした壁に向けるような場所に子どもの椅子を置きます。

慌てず、食べることを強制せず、じっくり本人なりのペースで、食卓における親子の役割分担（→ p.7 参照）を守りながら、見守りましょう。

▶▶ Q80 参照

POINT 🍴 食事環境が悪くなっていないか確認しよう

外食では食べません

感覚
心理社会
3歳

▶▶▶ 食事環境が変わると同じものでも食べられないこともある

質問 好き嫌いはあるものの家では座って食べていますが、外食だと、家で食べているものでも全く食べようとしないので外食できません。

回答 家では食べているのに、外食だとどうして食べてくれないのだろう、困ったなと思っておられるのですね。食べることは人の活動の中で極めて複雑な部類に入ります。子どもはいつもと同じ場所だと落ち着いて食べることに集中できても、場所が変わると大人が思っている以上に違いを感じ、落ち着かなくなることがあります。また、親が同じメニューと思っていても、子どもにとっては全く違うと感じているかもしれません。

対策① いつも遊びに行く公園に、いつもの軽食を持参し、遊んだ後で「ここでおやつにしてもいいね」と言って、一緒に食べてみましょう。

対策② 外食店で本人が落ち着いて座れない場合は、周囲で人が行き来したり、騒音があったりするからかもしれません。静かな場所で壁を向いて座るなどの対応で落ち着いて座れるようにしてみましょう。

対策③ 持ち込み可能な場所ならば、自宅で食べているものを一品でも持っていくと安心するかもしれません。

対策④ 以上を試しても外食先では落ち着いて座れない、一切食べようとしない場合は、もう少し外食するのを待ってみましょう。幼稚園や保育所の入園などを契機に慣れてくるかもしれません。

POINT 子どもにとって安心な場所を選ぶ。環境変化に慣れるまでじっくり待とう

JCOPY 498-14596

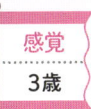

感覚
3歳

食べ物のにおいが気になって食べません

▶▶▶ 「においが気になる」という気持ちを受け入れ、できる対策を

質問 肉やチーズは食べるのですが、魚はにおいが気になるのか、食卓に出すとにおいをちょっとかいで「クサイ」と言って食べません。食卓で他の人がにおいのするものを食べていても嫌がります。

回答 お子さんが食べ物のにおいが気になって食べないので困っておられるのですね。大人でも食べ慣れていないものや好きでないものは、においが気になることがありますよね。お子さんにとって魚はまだモンスターなのでしょう。

対策① 現在、魚以外のものを食べられているようですので、魚を無理に食べさせることはやめましょう。

対策② 何か楽しいイベント（例：親戚の集まりや野外炊飯）などで自分から食べてみて大丈夫だったら、モンスターがお友達になるかもしれません。

対策③ 煮魚がダメでも、揚げ物だったらにおいが気にならないので食べ出す子どももいます。冷凍食品のお弁当用の魚のフライなども一口サイズで試しやすいかもしれません。

対策④ においが気になって家族の食卓に座れないようなら、落ち着いて食卓に座っていられるための工夫として、本人が風上になるように扇風機の微風を流すという手もあります。

背景・解説 モンスターをお友達にするには、①周りがその食べ物に対して否定的な、強要するような形容をしない。悪い例：嫌なの？ 嫌いなの？ 何で食べないの？ 美味しいよ（食べなよ）。②周りが子どもの態度に対して中性的な形容をする。良い例：今日はパスだね、また今度ね。③どんな食べ物でも、食べ物そのものに肯定的な捉え方ができる表現をしましょう。悪い例：臭いの？ 嫌なの？ 嫌いなの？ 良い例：ふーん、お母さんにはクンクン、こんがり焼けたにおいだな。③リラックスした、強要されない状況でその食べ物にふと興味を持ったら、自ら見て、におって、触って、そしてしまいにはかじるかもしれません。

POINT 🍴 食べ物に対する否定的な表現は避け、調理法にもバリエーションを

Q84

感覚 / 3歳

食べる時、食器の置く場所にこだわり、決まった椅子の定位置でないと食べません

▶▶▶ **定位置にあることで安心を感じているのかも**

質問 決まった食器を使い、置く場所も決まっていて、ズレると嫌がって直そうとします。椅子も定位置があり、変えると怒って元に戻させます。

回答 食事以外の場でも定位置にものを置きたがるお子さんでしょうか。

対応① いつもと同じだと子どもは安心します。食べることは複雑な行為なので、食器の位置が固定していると安心感が増すのかもしれません。同様に、椅子の位置によって見え方が違いますので、本人が安心できる定位置で食べられるようにして、リラックスできるようにしてあげましょう。

対応② 食事以外の場面で本人のこだわりが減ってくると、自然に食卓でも少々の変化に対応できるようになるかもしれません。

背景・解説 視覚優位の子どもにとって食事の空間の枠組みを決めることは安心につながります。決まった食事場所、子どもの椅子から見える景色が一定であることが、子どもに落ち着きを与えます。変える必要が出てきたら、前もって、子どもに変える理由を説明し、変更する内容を具体的に提案して、相談しながら決めてはいかがでしょうか。

> **POINT** 食器の位置を決めたがる理由を知って理解しよう

JCOPY 498-14596

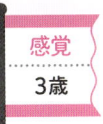

感覚
3歳

食べる時は上着を脱ぎたがります

▶▶▶ 子どもの行動には理由がある

質問 食事の時は冬でも上半身裸になって食べます。なかなか外食できません。

回答 上半身裸で食べたがるので、自宅ではいいけれど外出先ではちょっとと思われるのですね。食べること自体は心配しておられませんか。

対策① もし食べることが好きで品目もそこそこ食べているようなら、食事は代謝を上げるので体が暑くなるから脱ぐのかもしれませんし、上着を着ていると袖などが汚れるのが気になるので嫌なのかもしれません。

　子どもに「食べる時、裸になるのはどうして？」とあらかじめ聞いてみてもいいかもしれません。子どもの行動には理由があるはずです。体が暑くなったり、袖に食べ物がついたりするのが嫌なら、「ランニングはどうかな？」「外出先では半袖でどうかな？」などと、一緒に相談してもいいかもしれません。

対策② 上着を脱ぐ以外に、食べられる品目が 20 以下の場合は、微量元素欠乏のことがありますので、小児科での採血チェックなどを検討しましょう。

POINT 🍴 上着を脱ぎたがる理由を知ろう

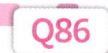

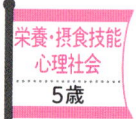

栄養・摂食技能
心理社会
5歳

嫌いなものをお茶で流し込みます

▶▶▶ 食べることの強制はやめる

質問 好き嫌いなく栄養を摂ってほしいと思っています。しかし、嫌いなもの（ほうれん草や人参などの野菜全般や、こんにゃくなど）を食べるように子どもに言うと、口の中に味が広がらないように、わざと噛まずにお茶で流し込んで丸飲みにします。食材を小さく切るなどの工夫はしているものの、窒息事故が怖く、嫌いなものを食べるようにと言わないほうがよいのか悩んでいます。

回答 栄養バランスを考えて嫌いなものを食べるように言うと、お茶で流し込むようになって困っておられるのですね。また、無理やり食べさせて窒息させてはいけないと心配なのですね。食べることを強制されると（親が子どもの役割に介入すると）、子どもは親の要求に応えようと、自分で無理に流し込んだり飲み込んだりするようになることがあります（過剰適応）。すると、かえってその食べ物に対してネガティブな感覚を持ってしまいます。

チェックポイント① お子さんが5歳という発達年齢相当なら、小さく切るなどのごまかしは意味がありません。かえって疑心暗鬼になります。

チェックポイント② お子さんは、自分から食べようと思ったら食べ始めます。

対策① 好きな味の硬いもの（唐揚げやピザなど）をかじったり噛んでいるなら、食べる技能は年齢相当です。好きな味付けと食感の野菜料理（例えば、拍子木切りの素揚げやフライ、かき揚げなど）を、大人が一緒の食卓で食べてみましょう。気になれば食べ出すかもしれません。

対策② 柔らかいものや小さくしないと噛めないようなら、食べる技能がまだ幼いのでしょう。休日のおやつタイムに、本人が好む味の硬めのスナックなどを、大人が一緒にかじって噛むゲーム（カミカミ作戦）をしてみてはいかがでしょう（あたりめ、食べる煮干し、ポークビッツ、ビッグカツなど）。

対策③ 野菜やこんにゃくを食べなくても便秘していないようなら、無理に野菜を食べさせようとしません。それらは子どものお皿には置かないで、大人が心から楽しそうに食べていれば、どこかで食べ出すかもしれません。

JCOPY 498-14596

対策④ お子さんに便秘の心配があるようなら小児科受診を勧めます。野菜を食べたから便秘が治るわけではありません。便秘を治すことで食べる意欲も出てきます。

背景・解説 窒息の心配：どんな食べ物でも窒息することはあります。ポイントは、①子どもが自分から食べること、②のけぞったり、立ち歩いたり、ふざけたり、笑ったり、泣いたりしていないこと、③大人がそばで見ていることです。日本小児科学会では以下のような提言をしています。

〈正しく知って実践したい、窒息につながりにくい"食べ方"〉

- 水分を摂って喉を潤してから食べる
- 一口にたくさん詰め込まない
- よく噛んで食べる
- 食べることに集中する
  - 口の中に食品がある時はしゃべらない
  - あおむけに寝た状態や、歩きながら、遊びながら、食べない

予期しない事態に備えるため、年齢に合わせた窒息時の対応も念のためシミュレーションしておきましょう。

POINT 🍴 お茶で流し込む理由を知り、食べることの強制のない食卓に

参考資料 1. 大山牧子. 子どもの偏食外来. 診断と治療社 ; 2023. p.79-82.
2. 日本小児科学会食品による窒息. 子どもを守るためにできること. https://www.jpeds.or.jp/modules/guidelines/index.php?content_id=123

牛乳を飲みすぎると言われました

▶▶▶牛乳は悪くない、出すタイミングと量は親が決める

質問 3歳健診で、少食で食べるものが少ない、牛乳ばかり欲しがると相談したところ、「体格はいいが体重が増えすぎている。牛乳1000mLは多いから減らすように」と言われました。牛乳を飲みたがったら、子どもにどう言い聞かせてもダメです。どうしたらいいでしょう。

回答 少食を心配していたのに、成長はいいが太り気味と言われ、欲しがるし体にはよいと与えていた牛乳を減らすように言われ、困っておられるのですね。

チェックポイント① お子さんは3歳相当の理解力はありますか。お友達とのやりとりで課題はないでしょうか。もしこれらに不安があったら、行政の発達相談を利用されてはいかがでしょう。なぜなら、食べることへの対策をする前に、お子さんの発達全体の評価をした上でできることを考えることが、お子さんのこれからの発達のためになるからです。

チェックポイント② お子さんは少食で成長が良好のようですので、小児科で鉄欠乏性貧血になっていないか一度チェックしてもらってもいいでしょう。

対策 牛乳を好きな時に飲むことで、だらだら食べになり（牛乳もカロリーのある食べ物です）、3食に出された食事を食べる気にならず、好きなものだけつまむ、間にお腹が空いてお菓子を食べる、また牛乳を飲むという悪循環になっているのかもしれません。思い切って、3食には牛乳を出さない。朝起床時100mL、午後のおやつタイム100mL、夜寝る前200mLと、出す時間と量を親が決めて出しましょう。それ以外に欲しがったら「牛乳飲みたいのね」と共感し、「今度はおやつの時にね」などと前向きな肯定文で見通しを伝えます。これを2週間徹底することで、子どもも適応するようになります。

背景・解説 牛乳を飲みすぎると何がいけないのでしょうか。牛乳にはタンパク質やカルシウムが含まれていますが、飲みすぎるとカロリー過多で肥満になることがあります。逆に、牛乳で胃袋がいっぱいになり、食事摂取量が減り、栄養失調になるリスクがあります。その結果、食事からの鉄摂取が減り、鉄欠乏や鉄欠乏性貧血になることがあります。

POINT 食事の時に牛乳を出さない方法も

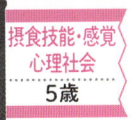

摂食技能・感覚
心理社会
5歳

硬いものが食べられず、
野菜は人参しか食べません

▶▶▶ **今食べているものがヒント**

質問 2歳6か月に自閉スペクトラム症と診断され療育通園中です。豆腐、納豆、うどんなど柔らかいものばかり好んで食べ、お肉などは咀嚼にとても時間がかかり、唐揚げ一つ食べるのがやっとで、すぐに「もういらない」と残してしまいます。細かくカットするなど工夫をしても同じ結果です。野菜は人参以外食べられず、細かくカットしても、柔らかく煮ても、蒸しパンにしても、ほぼ食べません。本人に聞いても、味だとか食感だとか具体的に何に対して不快感を感じているのかわかりません。普段は野菜ジュースやサプリで補給しています。なんとか食の幅を広げ野菜もお肉も食べてほしいのですが、どのようにすれば良いでしょうか（お魚は鮭とツナと白身魚のみ食べられます）。

回答 5歳になるのに硬いものを食べてくれないので心配なのですね。お子さんの実年齢とは別に、運動や認知面での発達段階が対策の鍵となります。

チェックポイント① お子さんは小走りできますか。もしまだでしたら、硬いものを噛むのはまだ無理かもしれません。もう走り回っているならば、噛む練習をしていけます。人参をかじることができるのですね。では、人参を好きな形にしたものを（今四角のものなら、スティック状にして素揚げにしてみるなど）一口大にかじりとって噛みましょう。これをゲーム感覚で楽しくいろいろな食べ物でやりましょう（「カミカミ作戦」。他の野菜スティック状、野菜の天ぷらなどに展開できるかも）。噛む練習には、本人の好む味にするとうまくいくことが多いです。噛めるようになったら、ごく少しずつ味を薄くしていきます。

チェックポイント② お子さんはまだ自分の気持ちを言語化することが難しいので、何が嫌なのかを言語化できないのかもしれません。本人が嫌がる場合、理由を言えないので態度で示しているととらえましょう。

チェックポイント③ 細かくしたり柔らかくしたりしても噛むようにはなりません。うまくかじった瞬間にリアルタイムに「いいね、かじってるね、ママも真似しよう」とか、かじったものにネーミングして、「〇〇さん、今度

は舌の車に乗って奥歯さんまでお届け」などとゲーム感覚で噛む練習をしましょう。

チェックポイント④ 食べ物を、子どもが好きな「数字」「アルファベット」「くるま」などの形にして出すと、お友達感が出てくることがあります。

▶▶ **Q65 参照**

背景・解説 摂取品目が 20 以下の場合は、小児科で微量元素欠乏のチェックをしてもらうことも検討しましょう。また、自閉スペクトラム症の子どもが食べるまでのステップは、正常発達の子どもよりも、「より細かいステップで、何度もゆっくり」がポイントです。時間をかけてゆっくり取り組むことで、子どもが食べられるようになると信じて一緒にやっていきましょう。

POINT 🍴 食べられるようになると信じて、スモールステップで、気長に

参考資料 1. 大山牧子. 子どもの偏食外来. 診断と治療社；2023. p.89-90.

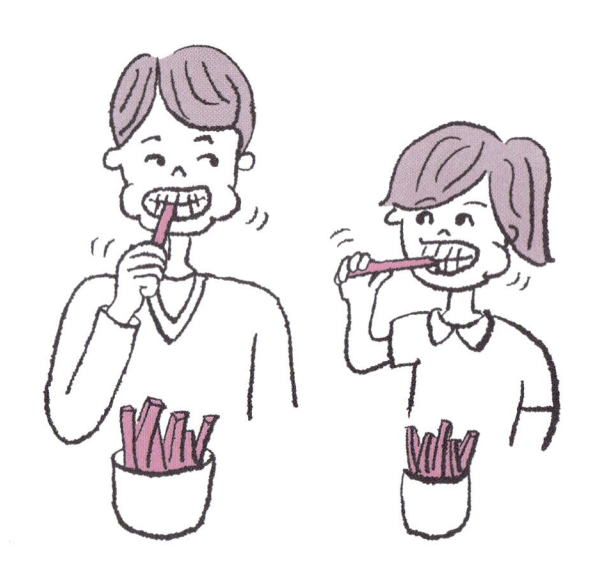

栄養・感覚
心理社会
5〜6歳

野菜を食べないので
野菜ジュースを与えていますが…

▶▶▶ 野菜ジュースは野菜の代わりにはなりません

質問 年長になるのに野菜が嫌いで全く食べてくれません。気休めに、いろいろな味の「野菜生活100」（野菜ジュース）を1日1本（約200mL）飲ませています。野菜生活100は好きなようで、1パックを飲み切ります。知り合いから「野菜生活100はジュースなので、糖分ばかりで栄養がなくむしろ身体に悪い」と言われ、飲ませ続けたほうがいいのか迷っています。

回答 年長さんになっても野菜嫌いが治らなくて困っておられるのですね。

対策① 野菜ジュースが悪いわけではありません。出す量とタイミングです。野菜ジュースに限らずジュース類は年齢的に1日100〜150mLまでとし、軽食時間に決めて出します。

対策② 野菜が嫌いでも、便秘もなく、タンパク質、炭水化物、果物を摂れていれば、無理強いしません。

対策③ 野菜ジュースは野菜の代わりにはなりません。食物繊維もわずかです。きのこ類やのりが食べられるなら与えましょう。水溶性の食物繊維が多く含まれています。

対策④ 便秘がある場合は、野菜を強要するのではなく、小児科を受診して治療を始めましょう。　　　▶▶ Q63、Q68 参照

背景・解説 食べ物に良い悪いはない、出すタイミングと量です。親の役割＝仕事は「何を、いつ、どこ」で出すかを決め、「強制しない」ことです。食べる・食べない、食べる量は子どもが決める仕事です（食卓における親子の役割分担→ p.7 参照）。親は、子どもがいずれ必要なものを選んで必要な量を食べるようになると信頼しましょう。

POINT 子どもを信じて食卓における親子の役割分担をしよう

参考資料 1. 大山牧子. 子どもの偏食外来. 診断と治療社；2023. p.55-9.

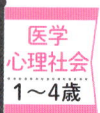

風邪をひいてから食べなくなりました

▶▶▶ 感染症をきっかけに食べなくなることもあります

質問 1歳半まで何でも食べていたのに、保育所に入って風邪を立て続けにひいてから食べなくなりました。

回答 保育所に入所後、上気道炎を繰り返し、喉が痛くて食欲も落ち、体力も落ちたのかもしれませんね。

対策① 大人と同様に風邪の真っ最中は、本人が好きで喉に刺激にならない食べ物を出しましょう。回復すれば食欲も出てきますので、もともと食べていた食べ物や食形態に戻します。ここで、いったんお粥などのピューレ食に戻ったとしても、離乳の初期段階に戻ってステップを踏む必要はありません。体調が回復すれば元の形態と味に戻しましょう。

対策② 早く元気になってほしいと無理強いしません。食べるか食べないか、どのくらい食べるかは本人が決めます。

対策③ 体調が戻ったのに3か月以上食欲不振が続く場合は、まずはかかりつけ医に相談しましょう。鼻汁や鼻づまりが残っている場合は、耳鼻科で中耳炎になっていないかチェックを受けるなどしてもいいかもしれません。

対策④ 食べてほしいばかりに、好きなものだけを好きな時に出すスタイルになっていませんか。食事のタイミングと出すメニューを決めるのは親です。食卓における親子の役割分担（→ p.7 参照）を徹底しましょう。

背景・解説 日常よくみられる食べない理由の中に咽頭痛や急性感染症があります。COVID-19感染症は上気道をターゲットとするので、軽症であっても鼻閉や口蓋扁桃肥大による上気道狭窄、咽頭の痛みのため食欲不振になりがちです。子どもでも食べることが嫌になり、食べて嫌だったという記憶が長引く場合もあります。もう大丈夫と思っても、以前の食事に戻すと食べたがらない場合は、しばらくは食べられる形態や食品で栄養を担保する方法もあります。体力が戻り、食事以外の運動や集団生活が復活してくると元通りになることが多いです。

POINT 体調が戻ったら元の食事を食べると信じて、強制しないで待とう

参考資料 1.大山牧子.子どもの偏食外来.診断と治療社；2023.p.39.

感覚
心理社会
5歳

食べることに興味がありません

▶▶▶ **食べる以外にも「食卓を準備する、みんなで片付ける」を習慣化**

質問 食が細く、食事に興味がなさそうです。食事だよと呼んでも（早めに声を掛けておくなどの声掛けの工夫はしています）、興味がないから食卓に来ようとせず、結局怒ってしまうこともあります。やせ型だが体重に問題はないと思います。子の好きな時間に食べさせてあげたほうが良いのでしょうか。

回答 食事の時間に準備して声掛けしてもなかなか席に着こうとしない、食べることに興味がなさそうで、どうしたらいいか困っておられるのですね。スリムだけれどそれなりに体重はあるようですね。もともと食べることに興味がなさそうに見える子どももいます。食べることは退屈だ、一日中遊んでいたいと思っているのかもしれません。このようなタイプの子どもは空腹・満腹という臓器感覚を感じにくいのかもしれません。

対策 時間が来たら、食卓に座ることを日常生活のリズムにしましょう。ポイントは、時を知る出来事の後に、または好きな活動をした後に食卓にという流れを作ることです。例：「お昼のチャイムが鳴った、あーお昼だ、手を洗って食卓に着く時間だな」「幼稚園から帰ったら午後のおやつ時間だな、手を洗おう」「夕方外遊びしたら手を洗って、夕ご飯の支度のお手伝い」など。生活の中で、食べることだけでなく、前後のお手伝いとお片付けを取り入れていくと、自然に座って食べるようになるかもしれません。 ▶▶ **Q77 参照**

背景・解説 食事のタイミング・時間を決めるのは親の仕事です。子どもの食べたい時間に食べさせても、健康な食事のリズムを自分で作る習慣は身につきません。ぜひ子どもと一緒に、ゲーム感覚でスケジュール化をやってみましょう。5歳になるとスケジュール表を作って、次は何の時間かを見える化する方法もあります。

POINT 🍴 スケジュールを決めて子どもの臓器感覚を育てよう

参考資料 1. 大山牧子. 子どもの偏食外来. 診断と治療社；2023. p.23, 55-9.

心理社会
6歳

嫌いなものは親の目を盗んで捨てます

▶▶▶ 食べさせようと言葉や態度で強制しない

質問 「一口でいいから頑張ろう」と、幼少期から子に声を掛けていました。6歳になり、嫌いなもの（野菜など）は親の目を盗んで隠したり捨てたりするようになったのが気になります。

回答 嫌いなものを食べさせるのは子どものためを思ってであり、親は正しいことをしていると思っておられることでしょう。残念ながら「一口だけでも」は明らかな強制です。効果がないことは、今のお子さんの行動が示しています。お子さんは、「自分が食べると親が喜ぶってわかってるよ…でも食べられないんだ、困ったな…じゃあわからないように隠すしかないか…でも、バレると後で怒られるんだけどな…」という思考回路に入っているのかもしれません。これでは、本来の「食事を楽しむ」からはほど遠い状態です。思い切って以下のことをしてみましょう。

対策① 親は、子どもが自分で必要なものを選んで食べるようになると信じます。

対策② 嫌いなものがあっても、今子どもが食べている品目が30以上あり、便秘もしておらず、成長曲線に沿っているなら、良しとしましょう。

対策③ 摂取品目数に関わらず、食卓において言葉でも、態度でも、食べ物でも、食べるよう強制することはしません（食卓における親子の役割分担 → p.7 参照）。

対策④ 6歳にもなると親があれこれ言うより、好きなお友達や好きなキャラクター、憧れのスポーツ選手などの言動など、ふとしたきっかけで食べるようになることがあります。

対策⑤ 親は、子どもと一緒の食卓で自分たちが食べたい食べ物を、バランスよく楽しく食べることを続けていきます。

POINT 子どもは自分で必要な食べ物を選び、必要な量を食べることができると信じて、食卓における親子の役割分担を守ろう

参考資料 1. 大山牧子. 子どもの偏食外来. 診断と治療社 ; 2023. p.55-9.

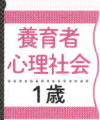

養育者
心理社会
1歳

親が食べる時間がありません

▶▶▶ 親は子どもの召使いではない、自分たちの食事を楽しもう

質問 子どもに食べさせるのが大変で、親が食べる時間がなく、食事の後キッチンで立って食べています。

回答 お子さんに食べさせるのが大変で、ご自分たちが落ち着いて食べる余裕がなくて大変なのですね。実は子どもは大人の食べる様子を見て真似をしながら食べるものや食べ方を学んでいくと言われています。スポーツや自転車の乗り方を学ぶ場合も、気になる人がカッコよく運動したり、自転車に乗っている様子を見たりして、自分もできるようになりたいと思うのと同じことですね。子どもに食べさせようとすればするほど、子どもは無理強いをされていると感じ嫌がるものです。また、自分でやりたい気持ちがあるのに、親が手助けすると「嫌だ、自分で」という気持ちになり、拒否反応が起こりがちです。今、お子さんに食べさせているのは栄養を考えてかもしれませんが、最終目的は子どもが成長した時、自分で必要な食べ物を選び、必要な量を食べるようになることではないでしょうか。しかも親はいつまでも子どもの世話をできるわけではありません。親は子どもの召使いではありません。大人は自分たちが食べたいと思うものをバランスよく食卓に出し、それらを心から楽しんで食べることが、一番良い見本になります。もう1歳です、思い切って食べさせることをやめましょう。すると子どもは自分から座ろうとし、進んで手づかみで親と同じように食べ物を楽しみ始めると思います。 ▶▶ **Q94、Q95 参照**

背景・解説 食卓における親子の役割分担（→ p.7 参照）：「いつ・何を・どこで」を決めるのは親の役割、「食べる・食べない、どのくらい食べる」を決めるのは子どもの役割です。うまくいかない時は、これらの役割を越えて相手の役割に侵入しているはずです。親が枠組みを整え（いつ、なにを、どこで）、良い見本を示せば、子どもは自ら必要なものを選び取り、必要な量を食べるようになると信じましょう。

POINT 🍴 子どもに食べさせることをいったんやめてみよう

参考資料 1. 大山牧子. 子どもの偏食外来. 診断と治療社；2023. p.55-9.
2. 神奈川県小児保健協会. 偏食外来パンフレット. 心の準備編 / はじめの一歩編.

養育者
心理社会
1〜5歳

食べない子どもに手がかかり、自分が食べる時間がありません

▶▶▶ **親は子どもの召使いではない**

質問 食べない子どもに手がかかり、自分が食べる時間がありません。

回答 食べないお子さんを持つ親は自分を犠牲にして付きっきりになり、一緒に食べることができなかったり、後でキッチンで立ったまま食事をかきこんだりしていることが結構あります。これではご自分の健康にも悪いですし、何より、良い見本を子どもに見せるチャンスを逃してしまっています。

対策① 思い切って子どもに食べさせることをやめましょう。親が食事時間に一緒に座り、ご自分たちが好むメニューからバランスを考えて用意し、大人が本気で食べることを楽しみましょう。

対策② 食卓における親子の役割分担（→ p.7 参照）を徹底しましょう。

▶▶ **Q93、Q95 参照**

POINT 🍴 親も食事を"本気で"楽しもう

参考資料 1. 大山牧子. 子どもの偏食外来. 診断と治療社；2023. p.55-9.

養育者
2歳

親は食事時間が来るのが怖い

▶▶▶親は子どもの召使いではない、自分たちの食事を楽しもう

質問 子どもが食べてくれないので、食事の準備をするのが憂うつになり、親も食欲が出ません。食べさせるのも大変で、食事の時間が来るのが怖いです。

回答 せっかく食事を用意しても食べてくれないと、食事の用意をするのが辛くなったり、ご自分の食事も楽しめなかったりして、食事時間が来るのが憂うつなのですね。子どもは大人の食べる様子を見て、真似をしながら食べるものや食べ方を学んでいくと言われています。もう2歳です、思い切って、食べさせることをやめましょう。すると、子どもは自分から座ろうとし、親が食べているものに興味を示し出し、食べ出すと信じましょう（食卓における親子の役割分担→ p.7 参照）。

▶▶ Q93、Q94 参照

POINT 🍴 親が枠組みを整え（いつ、何を、どこで）、良い見本を示せば、子どもは自ら必要なものを選び取り、必要な量を食べるようになると信じよう

参考資料 1. 大山牧子. 子どもの偏食外来. 診断と治療社；2023. p.23, 55-9.
2. 神奈川県小児保健協会. 偏食外来パンフレット. 心の準備編 / はじめの一歩編.

Q96

養育者
3歳

親の調理の仕方が悪いのでしょうか？

▶▶▶ 子どもが食べないのは親の調理方法のせいではない

質問 子どもが食べてくれないので、栄養士さんに相談もして調理の工夫をいろいろとしているのですが、あまり食べてくれません。そんな様子を見て、義理の親からは、私の調理の仕方が悪いのではと言われます。

回答 調理方法をいろいろ工夫しても食べてくれないと、悲しくなってしまいますね。それなのに、周囲からご自分の調理方法を非難されたような気がして辛くなられたのですね。子どもが食べない理由はさまざまで複雑です。純粋に親の問題というのは1割にも満たないと言われています。

　子どもは、調理形態が変わっても、それがモンスターだと感じている間は手を出しません。きっと、変身していてもバレてしまう嫌なやつなのでしょう。さまざまな工夫をすればするほど、子どもは疑心暗鬼になるかもしれません。お子さんのために調理の工夫をするのをやめましょう。解決のポイントは、モンスターだと思っていたものが「ちょっと気になるやつ、遊んでみようか」と思えるかどうかです。それは、食べるかどうか監視されている場所では起こりません。食べ物でも、言葉でも、態度でも、食べることを強制していないかをチェックしてみましょう。家族みんなで食べている様子を動画で隠し撮りすると見えてくることがありますよ。子どもに食べさせようとすればするほど、子どもは無理強いされていると感じ嫌がるものです。食卓における親子の役割分担（→ p.7 参照）を徹底しましょう。**▶▶ Q94、Q95 参照**

POINT 🍴 子ども目線で食べない理由を考えてみよう

参考資料 1. 大山牧子. 子どもの偏食外来. 診断と治療社；2023. p.23, 55-9.
2. 神奈川県小児保健協会. 偏食外来パンフレット. 心の準備編／はじめの一歩編.

上の子どもが偏食で、下の子どもも偏食になったら困ります

▶▶▶ きょうだいは同じ対応で！ 発達段階に合わせて、親子の役割分担を守ることを徹底する

質問1 3歳の子どもが偏食です。5か月になる下の子どもまで偏食だったらどうしようと心配しています。

質問2 3歳の兄が自閉症で落ち着いて食べないので、5か月の下の子も落ち着かなくて困っています。

回答 質問1は上の子どもが偏食なので苦労しておられるのですね。さらに下の子どもまで偏食になったらどうしたものかと心配されているのですね。

　質問2はきょうだいともに落ち着いて食べてくれないので困っておられるのですね。

対策① まずは上の子どもに食べさせることをやめ、食卓における親子の役割分担（→ p.7 参照）を実行しましょう。自分で食べられるはずならば、親が自分たちの食事を楽しむことです。

対策② 下の子どもが支えて座っていられるなら、食卓に参加させましょう。食べさせようとしなくても、家族が楽しそうに食べていれば欲しがるようになります、手づかみ食べから始めてください。親が自分の食事の合間に、子どもが嫌がらない限り、合いの手にスプーンで与えてもいいでしょう。

対策③ その様子を見て上の子どもも、自分も食べようと変わり始めるかもしれません。

対策④ 何より、親が食事時間に一緒に座り、ご自分たちが好むメニューからバランスを考えて用意し、本気で食べることを楽しみましょう。親が子どもの世話をしたり食べさせたりせず、落ち着いて座っていると、子どもも気が散らずに座っていられることが多いです。

対策⑤ そして対応は二人一緒にすると効果的です。それぞれに食べさせようとせず、親子の役割分担を徹底しましょう。　　▶▶ **Q4、Q98 参照**

背景・解説 親子の役割分担は全ての子どもに当てはまります。上の子どもには1日4回（3食と午後の軽食）、食卓で、家族と同じメニューを出します。

食べる・食べない、食べる量は子どもが決めます。下の子どもが自分で支えて座れるようになったら、家族との3回の食事の時間に、本人のタイミングが合えば食卓に参加させ、親の食事の取り分けをスプーンや手づかみで与え始めます。上の子どもと同様、食べる・食べない、食べる量は子どもが決めます。してほしいことをしたら「いいね」と注目し、してほしくない行動には、危険がない限り、目を逸らすことです。

> **POINT** 🍴 食卓における親子の役割分担は全ての子どもに当てはまる

参考資料　1. 大山牧子. 子どもの偏食外来. 診断と治療社；2023. p.55-9.

きょうだいそろって偏食です

▶▶▶ひとりの好ましい行動に注目すると、もう一人も真似るかも

質問 3歳の子どもが偏食です。いろいろ対策をしたいのですが、実は5歳の上の子も偏食なので、とても大変でやっていけそうもありません。

回答 3歳のお子さんだけでなく、5歳のお子さんにも偏食があり、二人それぞれに対応しようとしても難しいと感じておられるのですね。お二人の対応でお母さん自身ご自分の食事をゆっくり摂る時間もないと感じておられるかもしれません。

対策① お母さんから見てお二人の偏食の内容が違うように感じられるかもしれません。でも、基本は同じです。むしろ対応は二人一緒にすると効果的です。それぞれに食べさせようとせず、食卓における親子の役割分担（→ p.7 参照）を徹底しましょう。

対策② きょうだいのどちらかが好ましい行動をとったら、すばやく「ニコッ」「○○してるね」と注目します。するともう一人も注目されたくてよい行動を取り始めるかもしれません。

対策③ 何より、親が食事時間に一緒に座り、ご自分たちが好むメニューからバランスを考えて用意し、大人が本気で食べることを楽しみましょう。その様子を見せることが、お子さんたちにとって一番良い見本となります。

POINT 🍴 好ましい食行動に注目することで、二人の食行動が改善するかも

参考資料 1. 大山牧子. 子どもの偏食外来. 診断と治療社；2023. p.55-9.

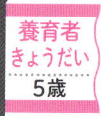

養育者
きょうだい
5歳

食べない子どもに手がかかり、
きょうだいのことを見れません

▶▶▶ 食べない子どもに反応せず、好ましい行動をしたほうに注目を

質問 3歳の弟が少食で好き嫌いもあるので、食べさせるのに手がかかります。5歳のお姉ちゃんは食べることが好きで手がかからない子なのですが、「私も食べさせて」と言うようになり困っています。

回答 弟さんに手がかかる上に、お姉ちゃんまで食べさせてと言い出し、困っておられるのですね。

対策① 食卓における親子の役割分担（→ p.7 参照）は全ての子どもに当てはまります。親の役割は「いつ、どこで、何を」を決めて実行すること、二人のお子さんの役割は「食べる・食べない、食べる量」を決めることです。親は、お子さんが自分で必要なものを選び、成長に必要な食べる量を決めることができると信じます。

対策② 5歳のお姉ちゃんは自分にも目を向けてほしいことを「食べさせて」で表現しているのかもしれません。3歳のお子さんも自分で食べられる年齢です。食べさせることをしないで、親はゆったり自分の食事を楽しみましょう。

対策③ そして、二人の子どものどちらでも、好ましい行動が見られたならその行動を実況中継しましょう。そうしたら褒められた子どもはさらに良い行動をするし、もう一人は自分も認めてもらいたいから頑張ろうと思い、良い行動を取り始めるでしょう。

> **POINT** 🍴 思いきって食べさせることをやめ、親が食事を楽しもう

参考資料 1. 大山牧子. 子どもの偏食外来. 診断と治療社；2023. p.55-9.

行事食が心配です

▶▶▶ 行事を楽しめれば OK

質問 食べられるものが限られ、普段の保育所の給食でも、白いご飯と牛乳、たまにおかず一口くらいしか食べられていません。今度お泊まり会があり、みんなでカレーを作って食べるそうです。夕食はミートソーススパゲッティでご飯は出ません。ご飯にカレールーがかかると食べないし、ミートソーススパゲッティは全く食べないのではないかと心配です。

回答 普段の給食でも食べられるものが限られている中で、お泊まり会ともなると食べられないものばかりでやっていけるのかと心配されているのですね。お子さんは普段の保育所生活を楽しんでいるようでしょうか。もし保育所での生活が楽しいのなら、勝手知った場所で、いつもの仲間や先生とのお泊まりですので、ちょっとしたイベント感でいつもよりリラックスできるかもしれません。しかもカレーはみんなで調理するようですから、食材や調理過程を体験するチャンスでもあります。とはいえ、2食続けて食べられないことになるとお腹が空くでしょうから、先生と話し合ってカレーとルーを別盛りにしてもらうという方法もありますね。雰囲気が楽しくて、お友達と一緒だと、普段食べないものを何気なく口にするお子さんもいます。「お泊まり会だ、何して遊ぶのかな」と楽しみ感を作っておくことが大事かもしれません。「食べなくても水分が摂れていればいい」くらいに、気軽に送り出してみるのはいかがでしょう。

背景・解説 いつもと違う環境だと食べられないこともありますが、逆に予想外に楽しめて、初めて食べたものはイベントや外出時だったということもあります。ここは、行事を楽しめればラッキーと考え、お子さんを信頼して送り出しましょう。

POINT 🍴 行事を楽しめればラッキーと考え、お子さんを信頼する

参考資料 1. 大山牧子. 子どもの偏食外来. 診断と治療社；2023. p.55-9.

**養育者・感覚
摂食技能
4歳**

遠足に持っていく荷物が大変です

▶▶▶炊き立てごはんの提供をやめましょう

質問 食べ物へのこだわりが強く、ご飯も炊き立ての白いご飯でないとだめで、冷たくなると一切食べません。保温ジャーに入れたご飯も食べません。今度遠足があるのですが、携帯炊飯器を持って行って炊かないといけない状況です。

回答 食べ物にこだわりがあり、特に温度に敏感なので、いつも炊き立てご飯を用意されているのですね。今まで苦労されてきたのですね。確かに、温度が変わると食べ物の味が微妙に変わり、全く違うものと取ってしまう子どももいます。食べ物をグループではなく、毎回別のものとしてとらえてしまうのでしょう。でも、遠足に炊飯器を持っていくのは大変ですし、今後のお子さんの活動範囲を考えると、そろそろ「普通の温度のご飯もご飯だよ」「おにぎりもご飯の仲間だよ」と理解していく時期ではないでしょうか。お子さんと話し合いながらステップを進めてみませんか。

対策① 普段の食事でたまたま炊き立てでなくても、「いつもとおんなじご飯だよ、今日はこれだよ」と言って、「炊き立てを出さない、レンジで温めない」からスタートしてみましょう。本人が拒否するから、仕方なくレンチンする、常に炊き立てになるよう細心の注意を払うのはやめます。他に食べるものが出ないとわかると食べ始めることが多いです。ポイントは、親の気分や親によって態度を変えないことです。

対策② 常温のご飯でも大丈夫になったら、行動範囲を広げ、外出時に白おにぎりを持っていきしょう。リラックスできる外なら、おにぎりになっても自分からかじり始めるかもしれません。これも「いつもとおんなじご飯だね、おにぎりさんになったね」とか「三角ご飯だね」などと、同じ食品グループであることをさりげなく伝えましょう。

背景・解説 親は、食べない子どもに食べてほしい一心で、結果的に子どもの言いなりになり、過剰適応してしまいがちです。でも、一歩引いて考えてみましょう。一生、親が子どものお世話をできるわけではありません。今後、子

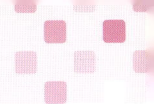

どもは成長とともに、親とは別の人からお世話される状況も出てくるでしょう。その時に、対応できないような習慣では社会へ入っていけないことになります。今、子どもは親と信頼関係を築いているはずです。穏やかな環境で、温度を少しずつ変えていく、見た目を少しずつ変えていくことで、活動範囲を広げられるようにしていきましょう。

POINT 🍴 スモールステップで子どもと話し合い、活動範囲を広げよう

参考資料 1. 大山牧子. 子どもの偏食外来. 診断と治療社；2023. p.95-8.

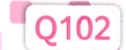

Q102

養育者・感覚
摂食技能・心理社会
6歳

小学校の給食が心配です

▶▶▶ 子どもと一緒に相談しながら解決策を探そう

質問 小さい頃からの偏食が治らず、保育所でも白いご飯と牛乳、最近やっとおかずを少し食べるようになったところです。家では、フライドポテト、唐揚げ、白ごはん、鮭フレーク、カレー、ラーメン、うどんくらいです。小児科では栄養面では大丈夫と言われていますが、このままだと、学校給食で苦労しそうです。どうしたらいいでしょうか。便秘はしていません。本人は保育所でお友達とも楽しそうに遊んでいます。

回答 長い間、お子さんの偏食で苦労してこられたのですね。以前よりは食べられるものも増えたけれど、給食を考えるとハードルが高いと感じておられるのですね。小学校では、食物アレルギーの場合は診断書または意見書を提出すれば、それに沿って対応することになっています。現時点では、偏食（小児摂食障害）の場合、診断書を提出することはなく、担任との個別相談になることがほとんどです。公立小学校では、無理やり食べさせるということはほぼありません。子どもと相談しながら、食べられそうなものとその量を決めることが多いです。ぜひ担任と話し合い、子ども自身の成長を考え、楽しい給食時間を過ごせるようにしていきましょう。小学校では、白いご飯より混ぜご飯、主菜も混ざり物が多い傾向があります。あらかじめ給食メニューを調べ、お子さんと相談しながら、チャレンジしてみようと思ったらしてみてもいいかもしれません。また、牛乳をコップで飲めなくても、学校で出されるテトラパックなら飲めたという子どももいます。あまり事前準備しないで、まずは給食時間を過ごしてみるという方法もあります。学校でのエネルギー量が少ない間は、午後の軽食をバランスよく内容豊かにしていくという方法もあります。

背景・解説 食卓における親子の役割分担（→ p.7 参照）：「いつ、何を、どこで」を決めるのは親の役割、「食べる・食べない、食べる量」を決めるのは子どもの役割です。うまくいかない時は、これらの役割を越えて相手の役割に侵入しているはずです。子どもは、親が枠組みを整え（いつ、何を、どこで）、

JCOPY 498-14596

良い見本を示せば、自ら必要なものを選び取り、必要な量を食べるようになると信じましょう。学校生活で困るかもしれない状況に出会ったら、親が先回りして決めないで、お子さんと相談して、解決策をいくつかの中から一緒に選んでいくという時期でもあります。子どもと一緒に相談することで、子どもが自分ごととしてなんとかしようと考えるようになるでしょう。

POINT 担任の先生に状況を説明し、クラスメートに伝える方法を一緒に考えよう

参考資料 1. 大山牧子. 子どもの偏食外来. 診断と治療社 ; 2023. p.55-9.

養育者
医学
1〜6歳

偏食と好き嫌いの違いは？

▶▶▶ **食べないことが原因で保育所や幼稚園、小学校に行けないようなら直ちにアクションを**

質問 偏食って病気なのですか？　好き嫌いは誰にでもあるのではないですか？放っておいたら行けないのですか？　夫は「そのうち治るから」と言います。

回答 ご指摘のように、好き嫌いというのは子どもが1〜2歳頃になると出てきやすいですね。

チェックポイント① 気にしないで放置していても良くなる場合は半数くらいと言われています。なんとか食べさせたいと強制的に食べさせることも、無理してはいけないと子どもの好きな時に好きなものを好きなように与えることも良くないことです。

チェックポイント② 効果的なことは、子どもの発達に合わせて食事のタイミングを決め、体格に合った椅子と食卓で落ち着いて座り、家族がバランスよく食べる様子を、ながらなしで見られるようにすることです。

チェックポイント③ 食べることが原因で保育所に入所できない場合や、幼稚園の弁当に入れるものがないなど困難がある場合は、小児摂食障害と考えられます。専門家に相談をしてみてはいかがでしょう。

背景・解説 複数の文献をまとめて検討した報告によると、10歳までの子どもの15〜30%が偏食で、そのうち2年以内に改善するのは1/2〜1/3です。また、4歳で偏食の子どもは6歳でも改善しないという報告もあります。残念ながら、偏食が始まった時に改善するかどうかを判断するのは困難ですし、様子を見ている間に食べる技能を学ぶ大事な時期を過ぎ改善しにくくなってしまいます。

POINT 適切な介入時期がある。次ページも参考にしてください

参考資料 1. 大山牧子. 日常診療に活かせる 専門外来の知識とテクニック－偏食外来. 小児科. 2024; 65: 145-52.

偏食で困ったらどこに相談するの？

▶▶▶ **小児摂食障害の相談先は限られています**

質問 「偏食外来」ってどこにあるのでしょうか？　普段子どもの偏食で困ったらどこに相談すればいいですか？

回答 日本では小児、特に乳幼児を対象とした摂食障害の診療をしている医療機関はほとんどないのが現状です。

　筆者は自施設での対面診療のほか、有料ですがオンライン相談をしています。

　神奈川県立こども医療センター偏食外来・オンライン相談

　https://kcmc.kanagawa-pho.jp/outpatient/spacialist/henshoku_online.html

　また、以下のサイトから相談先や資料などさまざまな情報を得ることができます。

　こども偏食・少食ネットワーク

　https://infant-feeding-net-a.com/parents/

事項索引

あ

朝ごはん ················· 107
遊び食べ ·········· 33, 40, 42, 52, 59, 75
新しい食べ物 ··········· 85
後出し ················· 112
「ありがとう、はいどうぞ」作戦 ······· 50
椅子から立ち上がる ········· 53
椅子に座れない ········· 81
遺伝 ················· 17
薄味 ················· 77
うどん ················· 91
うんちタイム ············· 106
栄養 ················· 55, 56
栄養評価 ············· 101
遠足 ················· 140
塩分 ················· 77
オエっと窒息との違い ········· 32
大皿 ················· 72
大皿盛り ············· 74
お菓子 ··········· 83, 92, 111, 115
お片付け作戦 ············· 6, 40
おしゃぶり ············· 22
落ちた食べ物を口にする ········· 43
大人のお皿 ············· 72～74
大人の食べているもの ········· 77
大人用の椅子 ············· 79
大人用の食具 ············· 78
親の食事 ············· 131～133
親の膝に乗りたがる ········· 40

か

外食 ················· 118
過剰適応 ············· 122
風邪 ················· 128
硬いもの ················· 98

硬いものを食べない ········· 125
噛まない ················· 97
カミカミ作戦（カミカミタイム）
 ············· 71, 90, 97, 98, 122, 125
カリカリ食 ············· 83, 93
カルシウム ············· 55
感染症 ················· 128
牛乳 ················· 82, 83, 124
行事食 ················· 139
きょうだい ········· 20, 135, 137, 138
グミ ················· 95
月齢 ················· 5
顕微鏡的変化 ············· 86, 87, 88
口腔感覚対応食 ············· 84
肯定文の返答 ············· 86
子どもの平均的な食事時間 ········· 41
ご飯 ················· 82, 83

さ

視覚優位 ············· 85～88, 120
品数（メニュー数、品目） ········· 5
品数が少ない ············· 68
自閉スペクトラム症 ········· 125
ジュース ············· 92
授乳 ················· 22
小学校の給食 ············· 142
少食 ········· 66, 69, 113, 124, 129
小児摂食障害 ········· 8, 17, 142, 144
上半身裸 ············· 121
食具遊び ············· 52
食事環境 ············· 118
食事時間の終了予告 ········· 40
食事の間隔 ············· 35
食卓における親子の役割分担 ··· 7, 35, 38,
 65, 66, 69, 80, 81, 85, 92, 105, 111～113,
 115～117, 127, 128, 130～138, 142

食に興味なし ……………………………… 129
食物アレルギー ……………………………… 60
食器の置き場所 …………………………… 120
知らんぷり作戦 ………… 6, 47, 49, 75
汁物 ……………………………………………… 62
白いもの …………………………… 71, 82
随意飲み …………………………… 18, 19
水分補給 …………………………………… 68
睡眠衛生 ………………………………… 107
睡眠覚醒リズム ………………………… 69
好き嫌い ………………………………………… 8
スプーン ………………………… 23〜29, 52
座っていられない場合への対処 …… 106
座らない ……………… 54, 104, 106, 112
接触性皮膚炎 ……………………………… 60

た

体重が増えない ………………………… 66
大・中・小サイズ遊び …………… 63, 97
炊き立てごはん ………………………… 140
立ち歩き ………………………………… 80
食べ飽き ………………………………… 82
食べすぎ ………………………………… 97
食べたことのない食べ物 …………… 85
食べムラ ………………………… 35, 69
食べ物を親の口に入れる …………… 50
食べ物を捨てる ………………………… 130
食べ物を投げる ……… 34, 42, 47, 49, 75
食べ物を吐く ………………… 29, 65
食べるのは1品目のみ ……………… 101
断乳 ……………………………………… 36
窒息 ………………………………… 32, 123
調理方法 ………………………………… 134
粒のあるもの ………………… 25, 27, 29
低出生体重 ………………………………… 66

手づかみ食べ
 ………… 27, 31, 33, 34, 38, 44〜47, 59
手作り団子 ……………………………… 95
鉄欠乏性貧血 ………………… 102, 124
鉄分 ……………………………………… 55
特定銘柄 ………………………… 86〜88
ドロドロ ………………………………… 98

な

ながら食べ …………………………… 114
納豆ご飯 ………………………………… 90
におい …………………………………… 119
肉じゃが ………………………………… 92
肉野菜炒め ……………………………… 92
乳児型食思不振症 ……………………… 70
粘りのある食べ物 ……………………… 45
年齢 ………………………………………… 5

は

ばっかり食べ …………………… 86〜90
パッケージと食べ物を切り離す作戦 … 87
葉物野菜 ………………………………… 96
反射飲み ………………………………… 18
引っ越し ………………………… 116, 117
副交感神経優位 ………………… 19, 70
プライベートゾーン ………………… 7, 60
ベタつく食べ物 ………………………… 45
別盛り ………………… 7, 62, 91, 92
偏食 ………………………………………… 8
偏食と好き嫌いの違い ……………… 144
便秘 ………………………………… 96, 123
保育所 ……… 56, 68, 94, 109, 115〜117
ポイポイボウル ……………… 6, 75, 96
母乳 ………………………………… 22, 36
哺乳 ………………………………… 18, 19
哺乳瓶のミルク ………………… 56, 99

ま

丸飲み ································· 31, 122
むせ ······································ 30
モンスターをお友達にする方法 ······· 119

や

焼きそば ·································· 92
野菜嫌い ·················· 93, 96, 102, 127
野菜ジュース ························· 127
やりとり遊び ····························· 44
夕食 2 段階作戦 ························ 109
夕食なし ······························· 108

ら

ラーメン ································· 91
離乳食 ··························· 23〜27, 38
ループ付き手拭きタオル ········· 7, 46, 60
レトルト ································· 58

欧文

BLW ··································· 28
COVID-19 ····························· 128

幼稚園 ································· 99
汚し食べ ····························· 33, 59
夜中の飲食 ···························· 110

相談内容別索引

哺乳に関する相談

(Q2) ミルクを集中して飲みません［医学・栄養，3か月］……………………………18
(Q3) ちょこちょこ飲みで、眠い時しかしっかり飲みません［医学・栄養，3か月］……19
(Q5) 指しゃぶりが好きで、授乳時間が来ても泣きません［医学・心理社会，4か月］…22

離乳食に関する相談

(Q11) 食べ物でむせます［摂食技能，8か月］……………………………………………30
(Q15) 食べムラがあります［栄養，10か月］……………………………………………35
(Q16) 母乳しか飲みません［栄養，1歳］………………………………………………36
(Q17) 離乳食が進みません［栄養，1歳］………………………………………………38
(Q31) 哺乳瓶のミルクしか飲まず、食べません［栄養・心理社会，1歳5か月］…………56

スプーンの使い方に関する相談

(Q6) スプーンを嫌がる、のけぞる、戻してくる［摂食技能，6か月］…………………23
(Q7) スプーンでの与え方は？［摂食技能，7か月］……………………………………24
(Q8) 粒のあるものをスプーンで与えようとすると嫌がります［摂食技能，8か月］……25
(Q9) 粒のあるものをスプーンで与えようとするとオエっとします［摂食技能，8か月］27
(Q10) 口から出す、食べ物を吐く、食べ物でえずく［摂食技能，8か月］………………29

手づかみ食べに関する相談

(Q12) 手づかみで食べさせると、噛まずに丸飲みします［医学・摂食技能，8か月］……31
(Q13) 手づかみ食べをさせると、周囲を汚します［食行動，9か月］……………………33
(Q14) 手づかみ食べをさせると、食べずに投げます［食行動，9か月］…………………34
(Q21) 手づかみ食べをしません、自分から食べようとしません［摂食技能・感覚，1歳］44
(Q22) 手につく食べ物は持ちたがらず、手が汚れると嫌がります［感覚，1歳］………45
(Q23) 手に食べ物がつくと落ち着かなくなります［感覚，1歳］………………………46
(Q33) 汚さずに食べさせる方法は？［食行動，1歳5か月］……………………………59
(Q36) 小さくしないと食べません［摂食技能・感覚，1〜2歳］………………………63

遊び食べに関する相談

(Q18) 食べさせるのに時間がかかります［食行動，1歳］………………………………40
(Q19) 食べ物で遊びます［食行動，1歳］………………………………………………42
(Q20) 床にこぼれた食べ物を拾って口に入れます［食行動，1歳］……………………43
(Q27) スプーンやフォークでトントンし、トレイやお皿をひっくり返します
　　　［食行動，1歳］………………………………………………………………52

Q45 遊び食べがひどい［食行動，1〜2歳］……………………………………………… 75

食べ物を投げる・親の口に入れるなどの相談

Q24 食べ物をいきなり投げます［食行動，1歳］…………………………………… 47

Q25 食べ物をぐちゃぐちゃにして投げます［食行動，1歳］……………………… 49

Q26 食べ物を親の口に入れてきます［食行動，1歳］………………………………… 50

椅子に座らないことでの相談

Q28 椅子から立ち上がり，食卓に登ってきます［食行動，1歳］……………… 53

Q29 椅子に座らせようとすると泣き，椅子を見ただけで嫌がるように［食行動，1歳］54

Q49 立ち歩くので追いかけて食べさせています［食行動，1歳］……………… 80

Q50 食卓に座っていられません［食行動，1〜3歳］……………………………… 81

Q70 食事中うんちをしたがり，食事が中断してしまいます［食行動，2〜6歳］…… 106

Q76 好きなメニューの時は座るが，嫌いなものだと座りません［食行動，2歳］…… 112

Q69 以前は座っていたのに最近座らなくなりました［食行動，3歳］………… 104

食べ方・食べる量に関する相談

Q35 汁物の汁しか飲みません［摂食技能・感覚，1歳］…………………………… 62

Q44 大皿盛り・個別盛りどっちが正解？［食行動，1歳］………………………… 74

Q40 気分によって食べたり食べなかったりします［心理社会，1歳6か月］………… 69

Q37 食べたものを吐きます［摂食技能，1〜2歳］…………………………………… 65

Q58 ラーメンやうどんの麺だけ食べ，汁や具は食べません［感覚，2歳］……… 91

Q59 焼きそばは麺だけ食べ，肉じゃがや肉野菜炒めを食べません［感覚，2歳］… 92

Q64 よく噛まず，食べすぎます［摂食技能・栄養，2歳］………………………… 97

Q78 ながら食べの癖があります［心理社会，4歳］………………………………… 114

Q85 食べる時は上着を脱ぎたがります［感覚，3歳］……………………………… 121

Q87 牛乳を飲み過ぎると言われました［栄養・感覚・心理社会，3歳］………… 124

Q86 嫌いなものをお茶で流し込みます［栄養・摂食技能・心理社会，5歳］…… 122

Q92 嫌いなものは親の目を盗んで捨てます［心理社会，6歳］………………… 130

ばっかり食べに関する相談

Q39 食べられる品数が少なく，保育所でも食べない，飲まない
［栄養・心理社会，1歳8か月］……………………………………………… 68

Q52 ご飯を食べてくれません［感覚・心理社会，1歳9か月］………………… 83

Q53 食べたことのない食べ物を見ただけで嫌がります［感覚，2歳］………… 85

Q54 特定の銘柄のものしか食べません［感覚，2歳］……………………………… 86

(Q55) アンパンマンカレーしか食べません［感覚，2歳］ ･･････････････････ 87

(Q56) アンパンマンのスティックパンしか食べません［感覚，2歳］ ･･･････ 88

(Q57) 納豆ご飯しか食べません［栄養・摂食技能，2歳］ ････････････････ 90

(Q66) 哺乳瓶のミルクしか飲まず、食べません［摂食技能・栄養・心理社会，3歳］ ････ 99

(Q67) 食べられるものが1つしかありません［栄養・摂食技能・心理社会，3～5歳］ ･･･ 101

白いものしか食べないことに関する相談

(Q41) 白いものしか食べない、かじらない［感覚・摂食技能，1歳6か月］ ･･････････ 71

(Q51) 白いものしか食べません［感覚・摂食技能，2～3歳］ ･･･････････････ 82

野菜嫌いに関する相談

(Q63) 野菜を食べません、特に葉物野菜は全く食べません［感覚・栄養，2歳］ ･･･････ 96

(Q68) 3歳過ぎから急に野菜を食べなくなりました［栄養，3歳6か月］ ･･･････････ 102

(Q89) 野菜を食べないので野菜ジュースを与えていますが…

　　　［栄養・感覚・心理社会，5～6歳］ ･････････････････････････････ 127

食感・においに関する相談

(Q32) レトルトものしか食べません［摂食技能，1歳5か月］ ･･････････････ 58

(Q60) カリカリのもの、揚げ物を好み、野菜や果物は食べません［感覚・栄養，2歳］ 93

(Q62) 手作り団子やグミを食べません［感覚，2歳］ ････････････････････ 95

(Q65) ドロドロのものしか食べられず、硬いものを食べられません［摂食技能，3歳］ 98

(Q83) 食べ物のにおいが気になって食べません［感覚，3歳］ ･･････････････ 119

(Q88) 硬いものが食べられず、野菜は人参しか食べません

　　　［摂食技能・感覚・心理社会，5歳］ ･･･････････････････････････ 125

間食・お菓子に関する相談

(Q73) 保育所の帰りにお腹が空いたというのでスナックを与えてしまいます

　　　［心理社会，1～6歳］ ･･･････････････････････････････････････ 109

(Q75) お菓子ばっかり食べて食事を食べません［心理社会，2～3歳］ ･･････････ 111

大人の食べ物への興味に関する相談

(Q42) 自分のお皿にあるのに、大人のお皿の同じものを欲しがります［食行動，1歳］ 72

(Q43) 食べ物を一口かじっては、大人のお皿のものを取ってかじります［食行動，1歳］ 73

(Q46) 大人の食べているものばかり欲しがります［食行動・栄養，1～2歳］ ･･･････ 77

(Q47) 大人のスプーン、フォーク、お箸、コップを使いたがります［食行動，1～2歳］ 78

(Q48) 大人用の椅子に座りたがります［食行動，1～2歳］ ･･････････････････ 79

親（養育者）に関する相談

(Q93) 親の食べる時間がありません［養育者・心理社会，1歳］‥‥‥‥‥‥‥‥131

(Q94) 食べない子どもに手がかかり、自分が食べる時間がありません
［養育者・心理社会，1〜5歳］‥‥‥‥‥‥‥‥‥‥‥‥‥‥‥‥132

(Q95) 親は食事時間が来るのが怖い［養育者，2歳］‥‥‥‥‥‥‥‥‥‥133

(Q96) 親の調理の仕方が悪いのでしょうか？［養育者，3歳］‥‥‥‥‥134

(Q104) 偏食で困ったらどこに相談するの？［養育者，〜4歳］‥‥‥‥‥145

食事の環境に関する相談

(Q61) 保育所では食べているものでも、自宅では食べてくれません［心理社会，2歳］94

(Q79) 保育所では食べるのに家では好き嫌い［栄養，4歳］‥‥‥‥‥‥‥115

(Q80) 保育所が変わってから食べません［心理社会，1〜6歳］‥‥‥‥‥116

(Q81) 引っ越してから食べません［心理社会，1〜6歳］‥‥‥‥‥‥‥‥117

(Q82) 外食では食べません［感覚・心理社会，3歳］‥‥‥‥‥‥‥‥‥118

(Q84) 食べる時、食器の置く場所にこだわり、決まった椅子の定位置でないと
食べません［感覚，3歳］‥‥‥‥‥‥‥‥‥‥‥‥‥‥‥‥‥120

(Q100) 行事食が心配です［養育者・感覚・摂食技能，6歳］‥‥‥‥‥‥139

(Q101) 遠足に持っていく荷物が大変です［養育者・感覚・摂食技能，4歳］‥‥‥140

(Q102) 小学校の給食が心配です［養育者・感覚・摂食技能・心理社会，6歳］‥‥‥142

食への興味に関する相談

(Q77) 少食で食べることに興味がありません［栄養，3歳］‥‥‥‥‥‥‥113

(Q91) 食べることに興味がありません［感覚・心理社会，5歳］‥‥‥‥‥129

食事のリズムに関する相談

(Q71) 朝ごはんをなかなか食べません［食行動・心理社会，1〜6歳］‥‥‥‥107

(Q72) 夕ご飯の前に眠ってしまいます［心理社会，1〜4歳］‥‥‥‥‥‥‥108

(Q73) 保育所の帰りにお腹が空いたというのでスナックを与えてしまいます
［心理社会，1〜6歳］‥‥‥‥‥‥‥‥‥‥‥‥‥‥‥‥‥‥109

(Q74) 夜中に目覚めて食べたがります［心理社会，3歳］‥‥‥‥‥‥‥110

(Q75) お菓子ばっかり食べて食事を食べません［心理社会，2〜3歳］‥‥‥‥111

きょうだいに関する相談

(Q4) 上の子どもが偏食だと、下の子どもも偏食になりますか？
［心理社会・きょうだい，4か月］‥‥‥‥‥‥‥‥‥‥‥‥‥‥20

Q97 上の子どもが偏食で、下の子どもも偏食になったら困ります
[養育者・きょうだい，3歳] ······························· 135

Q98 きょうだいそろって偏食です［養育者・きょうだい，3〜5歳］ ·············· 137

Q99 食べない子どもに手がかかり、きょうだいのことを見れません
[養育者・きょうだい，5歳] ······························· 138

成長・栄養面に関する相談

Q30 栄養が不足していないか心配です［栄養，1歳］ ······················ 55

Q38 体重が増えません［栄養，1歳9か月］ ························· 66

アレルギーなど疾患や医学に関する相談

Q1 偏食は遺伝するのでしょうか？［医学，3か月］ ························ 17

Q34 食べさせると口周りが赤くなるのが心配、
自分で食べるともっと汚すのでさせられません［医学，1歳］ ·············· 60

Q90 風邪をひいてから食べなくなりました［医学・心理社会，1〜4歳］ ·········· 128

Q103 偏食と好き嫌いの違いは？［養育者・医学，1〜6歳］ ················· 144

大山牧子 Makiko Ohyama MD, PhD, IBCLC（国際認定ラクテーション・コンサルタント）

所属：地方独立行政法人 神奈川県立こども医療センター新生児科

略歴：
1981 年 岡山大学医学部卒業
1985 年〜 2022 年 3 月 神奈川県立こども医療センター新生児科医長
2013 年〜 2022 年 3 月 同地域保健推進部部長兼務
2022 年 4 月〜 同新生児科非常勤医師として偏食外来診療中

母乳育児・乳児栄養関連活動：
2000 年 国際認定ラクテーション・コンサルタント認定，2020 年再認定
2015 年 SOS（Sequential Oromotor-Sensory）Approach to Feeding 基礎
コース終了
2018 年 SOS Approach to Feeding メンターシップコース終了
乳幼児摂食障害を対象とした「偏食外来」を 2015 年から開始、現在年間 150 名
以上の新規患者を診療中
2021 年 偏食オンライン相談開始
2023 年 こども偏食少食ネットワークを通じてこどもの食べることに関するオンラ
イン養成講座を監修・講師として参画
その他、母乳育児、補完食、乳幼児摂食障害に関するオンライン講演を地域保健師・
栄養士・保護者向けにしている

診断と治療社から「子どもの偏食外来」（2023 年）を出版しましたが、なか
なか、目の前の子どもに応用できない、自分の子どもは特別ではないかという
思いで偏食外来においでになる方もかなりいらっしゃいます。また、地域で、
食べることの相談をなかなかできない、しても、そのうち良くなると言われる
ことがほとんどだという保護者の声は多いです。
**第一線で活躍されている皆様に、保護者目線で、一緒に対策を立てるために本
書が役立つと信じています。**

子どもの偏食Q & A
あるある悩みにどう答える　　　　　　ⓒ

――――――――――――――――――――――――――――――――――

発　行　2024 年 11 月 1 日　1 版 1 刷

著　者　大　山　牧　子

発行者　株式会社　中　外　医　学　社
　　　　代表取締役　青　木　　　滋
　　　　〒 162-0805　東京都新宿区矢来町 62
　　　　電　話　　（03）3268-2701（代）
　　　　振替口座　　00190-1-98814 番

――――――――――――――――――――――――――――――――――

組版・イラスト/柳田寛之(willbewillbe)
印刷・製本/横山印刷㈱　　　　　　　　　　　〈SK・KN〉
ISBN978-4-498-14596-2　　　　　　　　　Printed in Japan